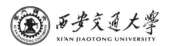 西安交通大学 本科"十四五"规划教材

U0290698

病理学实验教程

主　编　任淑婷　雷　霆

副主编　莫立平　孙　颖　周党侠

编　委（以姓氏笔画为序）

王一理　成少利　吕茉琦　任淑婷

孙　颖　杨妍琪　张　健　张海峰

周党侠　赵长安　赵文宝　莫立平

崔　刚　葛　攀　韩水平　雷　霆

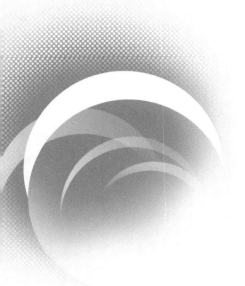

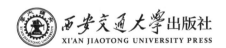 西安交通大学出版社
XI'AN JIAOTONG UNIVERSITY PRESS

图书在版编目（CIP）数据

病理学实验教程／任淑婷，雷霆主编. — 西安：
西安交通大学出版社，2024.1
西安交通大学"十四五"本科规划教材
ISBN 978-7-5693-3667-2

Ⅰ.①病… Ⅱ.①任… ②雷… Ⅲ.①病理学—实验—
高等学校—教材 Ⅳ.①R36-33

中国国家版本馆 CIP 数据核字（2024）第 021431 号

书　　名	病理学实验教程
主　　编	任淑婷　雷　霆
责任编辑	李　晶　肖　眉
责任校对	郭泉泉
封面设计	伍　胜

出版发行　西安交通大学出版社
　　　　　（西安市兴庆南路 1 号　邮政编码 710048）
网　　址　http://www.xjtupress.com
电　　话　（029）82668357　82667874（市场营销中心）
　　　　　（029）82668315（总编办）
传　　真　（029）82668280
印　　刷　西安五星印刷有限公司

开　　本　787mm×1092mm　1/16　　印张　9.375　　字数　197 千字
版次印次　2024 年 1 月第 1 版　　2024 年 1 月第 1 次印刷
书　　号　ISBN 978-7-5693-3667-2
定　　价　52.00 元

前/言

PREFACE

　　病理学是研究疾病病因、发病机制、病理变化(包括形态、结构、代谢和功能的变化)、转归和结局的医学核心学科。形态变化是病理学教学的重点内容,而形态观察是病理学实践教学中非常重要的环节。在病理学实验课中,学生通过对病理大体标本和组织切片的观察,才能验证、理解和掌握病理学基本知识。

　　本教材是在原西安医科大学病理学教研室长期使用的《病理学实习指导》的基础上进一步修订而成。依据高等医学院校教学大纲要求,围绕五年制全国规划教材的主要内容,我们组织了本次教材的编写。所列典型病例的大体标本和组织切片是我校病理学系几代病理工作者长期积累所得,经各位参编人员的通力合作和精心编写,使《病理学实验教程》以新的面貌出版,供医学院校临床医学、口腔医学、护理学、法医学、预防医学等专业学生使用。

　　本教材中,我们增加了大量清晰度高的彩色大体标本图片和组织学图片,均是病理学课程学习中需要掌握的内容,每一例大体标本和组织切片都附有观察要点及详细标注,以便学生辨识相应病变。每一章节实验内容后,增添了思考题和病例分析题,以帮助学生更好地理解和掌握重点理论知识,提升分析问题和解决问题的能力。同时,我们也列出了专业词汇的中英文对照,便于学生查阅文献。

　　本教材的编写要感谢我校病理学系全体教职员工的努力和合作,以及我校形态实验中心的全力配合,尤其要感谢成少利老师在图片处理方面所做的大量工作。同时,也要感谢西安瑞丰仪器设备有限责任公司为我们提供了先进的大体标本成像系统,以及在大体标本图像采集方面给予的大力支持和帮助。由于编写水平有限,书中难免会存在一些不足之处,希望各位读者在使用过程中对本教材提出宝贵意见,以便再版时更正。

任淑婷　雷霆

2023 年 9 月

CONTENTS 目/录

绪 论

一、实验课的目的和意义

病理学（pathology）是研究疾病的病因、发病机制、病理变化（包括形态、结构、代谢和功能变化）、转归和结局的学科。其目的是研究疾病的发生与发展规律，为疾病的诊治、预防和预后判定提供理论基础。

实验课是病理学教学的主要环节。实验课上，通过观察大体标本和组织切片，学生可验证所学病理学理论知识，掌握大体标本和切片的观察、描述和诊断方法，以提高分析问题和解决问题的能力。

二、实验课的内容安排

（一）观看录像

尸体剖检（autopsy）简称尸检。观看尸检录像可使学生了解尸检的过程（详见附录1），理解尸检的作用和意义。各章节内容的相关录像有助于学生回顾本章节的重点知识。

（二）大体标本和组织切片的观察

1. 大体标本的观察和诊断方法

大体标本来自尸检或外科手术切除的病变器官。保存于福尔马林固定液中的大体标本，其颜色、质地与新鲜标本不同。大体标本的观察步骤和诊断方法如下。

（1）辨认标本：是哪种器官或器官的哪一部分。

（2）测量、描述标本：与正常器官（其大小详见附录2）相比较，如为实体器官，观察标本的大小、形状、表面、切面、颜色和质地等的变化；如为空腔器官，还应观察内腔的大小、腔壁的厚度及腔内有无内容物，如有内容物，需注意内容物的大小、颜色、质地及其与腔壁的关系。

（3）观察、描述病变（病灶）：具体如下。

1）位置、数量及分布：描述病灶位置，单发或多发及其分布特征。

2）大小：用长×宽×高，或长×宽，或用相似的实物描述病灶大小。

3）形状：描述形态，如圆形、球形、三角形、不规则形；乳头状、菜花状、息肉状等。

4）颜色：描述颜色。暗红色（固定后呈黑褐色）提示病灶内含血液较多；棕褐色提示为陈旧性出血形成的含铁血黄素；褐色病灶常为脂褐素沉积所致；绿色或黄绿色提示病灶含胆汁；黄色病灶提示其含脂肪或脂类；灰白色一般提示其富含纤维组织；癌组织切面常呈灰白色。

5）质地：如软、韧、硬，松脆或细腻等。

6）病灶与周围的关系：观察病灶界限是否清楚，有无包膜，对周围组织有无压迫或破坏。

（4）病理诊断：通常书写为器官名称＋病理变化，如"脾梗死""胃癌"等。

2. 组织切片的观察和诊断方法

实验课中，学生可用光学显微镜（以下简称"光镜"）观察组织切片，也可在线观察数字切片。用光镜观察组织切片前，先用肉眼观察切片，将切片正面朝上，置入光镜载物台，再按光镜的操作规程观察；而数字切片的观察相对简便，只需通过电脑即可浏览观察组织切片。两者的基本步骤相似，具体如下。

（1）肉眼观察组织切片：注意观察切片上组织的大小、形状、颜色、分布等特点，判断其是否含有病灶。

（2）低倍镜（40×或100×）观察：浏览切片上的所有组织（注意避免漏视野，以防漏诊），判断是何种组织、器官，确定病灶的大小、形态、分布等特点及其与周围组织的关系。

（3）高倍镜（400×或1000×）观察：重点观察组织和细胞的微细形态特点，结合低倍镜下的形态变化，判断其病理变化。

（4）病理诊断：通常书写为组织或器官名称＋病理变化，如"肝细胞脂肪变性""心肌萎缩"等。

（三）实验报告

通过绘图和描述，将光镜下观察到的典型病变的结构描绘出来，以加深对病理学知识的理解和记忆。

（四）思考题和病例分析

通过思考题和病例分析中提供的临床信息，联系所学病理学知识，分析和诊断疾病，加深对病理学知识的理解和记忆。

三、实验课的注意事项

（1）病理学的主要研究内容是病变组织器官的形态学改变。疾病是由各种致病因素引发机体发生病理改变的一个复杂的动态过程。病理标本只是疾病发生、发展过程中的某一个或几个阶段,所呈现的病变特征与教材中描述的典型病变不一定完全吻合。因此,观察标本时应以动态发展的思维方式分析和理解疾病的本质及其发生、发展规律。

(2)在疾病发生、发展的过程中,组织器官形态学的改变预示了其机能代谢的变化及相应的临床表现。因此,在观察标本过程中,除了要验证病理学知识外,还应注重肉眼形态与镜下组织形态、形态与功能、基础与临床、局部与整体等的联系。

(3)如前所述,实验中使用的大体标本是长久固定的标本,其大小、颜色、质地等与新鲜标本有一定的差别。因此,在观察标本时,应注意新鲜标本的形态特征以及固定液对标本的影响。

(4)实验课前,学生应充分复习解剖学、组织学、生理学等相关基础知识,以便更好地观察病变组织器官形态学的改变,理解由组织器官代谢功能变化引起的临床表现。

(任淑婷)

第一章　细胞和组织的适应与损伤

【实验目的】

（1）掌握萎缩、肥大、增生、化生的概念及病理形态。

（2）掌握可逆性损伤、不可逆性损伤的类型及病理特征。

（3）熟悉尸检的过程及意义。

【实验内容】

实验内容见表1-1。

表1-1　细胞和组织的适应与损伤实验内容

序号	大体标本	序号	组织切片
1	心脏褐色萎缩	1	心肌萎缩
2	肾压迫性萎缩/肾积水	2	心肌肥大
3	脑压迫性萎缩	3	支气管黏膜上皮鳞状上皮化生
4	心肌肥大	4	子宫颈管息肉伴鳞状上皮化生
5	子宫肥大/妊娠子宫	5	皮肤鳞状上皮增生
6	前列腺肥大	6	肾小管上皮细胞水肿
7	肠腔扩张伴部分肠壁肥厚	7	肝细胞脂肪变性
8	肾浊肿/肾细胞水肿	8	脾中央动脉玻璃样变性
9	肝浊肿/肝细胞水肿	9	肾小球入球动脉玻璃样变性
10	肝脂肪变性	10	肾小球入球动脉纤维素样坏死
11	肾脂肪变性	11	脾凝固性坏死
12	心肌脂肪变性	12	淋巴结干酪样坏死
13	脂肪心		
14	脾被膜玻璃样变性		

（一）大体标本的观察要点

1. 心脏褐色萎缩（brown atrophy of heart）

心脏体积明显缩小,心尖变锐,心外膜皱缩,心肌呈褐色,外膜中的冠状血管明显迂曲（图 1-1）。

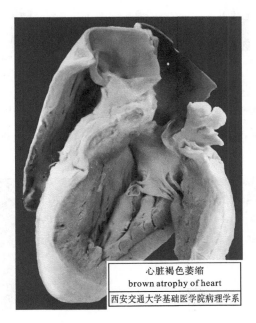

图 1-1　心脏褐色萎缩

2. 肾压迫性萎缩（kidney atrophy due to pressure）/肾积水（nephrohydrosis）

肾体积增大,外表面凹凸不平,切面见肾盂、肾盏显著扩大,肾实质变薄,整个肾呈多房囊性改变（图 1-2）。

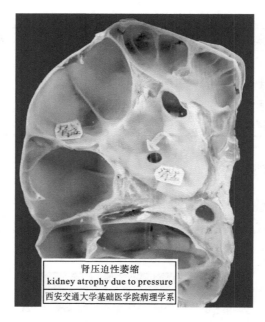

图 1-2　肾压迫性萎缩

3.脑压迫性萎缩(brain atrophy due to pressure)／脑积水(hydrocephaly)

脑表面可见脑回变宽,脑沟变浅;脑切面可见侧脑室明显扩张而脑实质明显变薄(图1-3)。

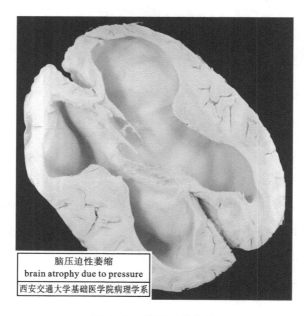

图 1-3　脑压迫性萎缩

4. 心肌肥大（myocardial hypertrophy）

心脏体积变大,切面可见左心室壁明显增厚,乳头肌及肉柱明显变粗,而左心室腔无明显扩张,右心室壁厚度基本正常（图 1-4）。

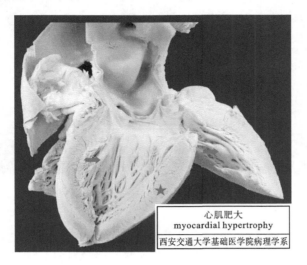

左心室室壁增厚(★);肉柱及乳头肌明显增粗(→)。

图 1-4　心肌肥大

5. 子宫肥大（hypertrophy of uterus）/妊娠子宫（pregnant uterus）

子宫体积明显增大,子宫壁显著增厚,宫腔面可见蜕膜组织残留（图 1-5）。

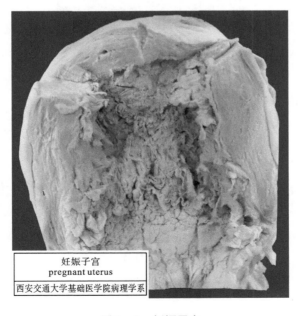

图 1-5　妊娠子宫

6. 前列腺肥大 (prostatic hypertrophy)

前列腺体积增大 (图 1 - 6) , 切面呈结节状 (图 1 - 6B) 。

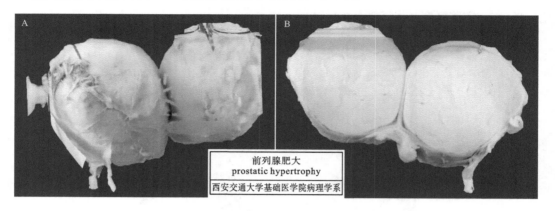

图 1 - 6　前列腺肥大

7. 肠腔扩张伴部分肠壁肥厚 (intestinal dilatation with partial wall hypertrophy)

标本为部分肠段 , 可见局部肠壁增厚、肠腔狭窄 , 与狭窄处相邻的前段肠腔高度扩张 (图 1 - 7) 。

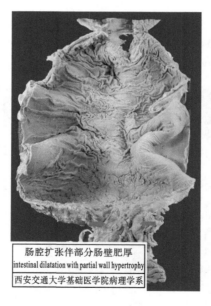

局部肠壁增厚伴肠腔狭窄 (→←) , 其相邻的前段肠腔明显扩张。

图 1 - 7　肠腔扩张伴部分肠壁肥厚

8. 肾浊肿(cloudy swelling of kidney)/肾细胞水肿(cellular swelling of kidney)

标本为儿童肾,表面呈分叶状,切面稍隆起,切缘轻度外翻,皮质苍白,皮、髓质分界不清(图1−8)。

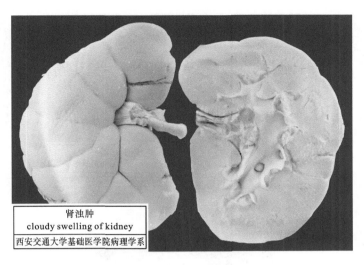

图1−8   肾浊肿

9. 肝浊肿(cloudy swelling of liver)/肝细胞水肿(cellular swelling of liver)

标本为部分肝,可见肝体积增大,表面光滑,切面隆起,切缘轻度外翻,颜色苍白(图1−9)。

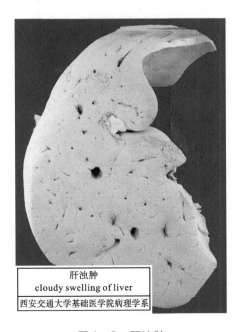

图1−9   肝浊肿

10. 肝脂肪变性(fatty change of liver)

标本为部分肝,可见肝体积增大,表面光滑,切缘略外翻,颜色略变黄(图1-10)。苏丹Ⅲ浸染后的肝组织呈橘红色(图1-11)。

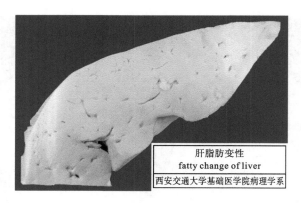

图1-10 肝脂肪变性

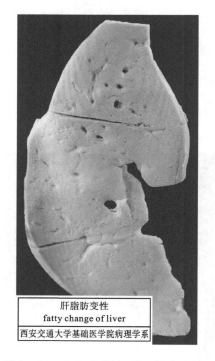

图1-11 肝脂肪变性(苏丹Ⅲ浸染后)

11. 肾脂肪变性(fatty change of kidney)

标本为苏丹Ⅲ浸染后的肾,肾体积增大,切缘稍外翻,皮、髓质分界清楚;肾皮质轻度增厚,可见深浅不一的橘色斑点或条纹。对浸染后的肾盂部位再次剖开,可见肾盂周围脂肪组织浸染后呈橘红色,与浸染前的颜色对比明显(图1-12)。

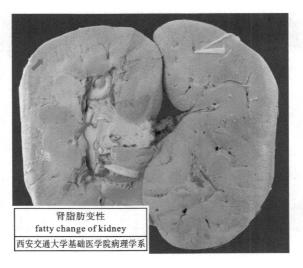

肾皮质和肾盂周围脂肪组织(↗)。

图 1 - 12　肾脂肪变性(苏丹Ⅲ浸染后)

12. 心肌脂肪变性(myocardial steatosis)

标本为儿童心脏,可见左心室内膜下心肌呈淡黄色条纹,故又称虎斑心(图 1 - 13)。

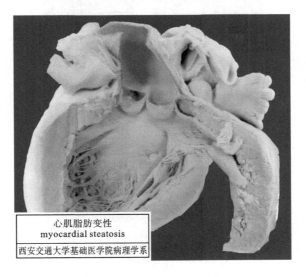

图 1 - 13　心肌脂肪变性

13. 脂肪心(fatty heart)

心脏体积增大,呈球形;心外膜脂肪组织明显增多,覆盖整个心脏表面(图 1 - 14A);切面可见外膜脂肪组织明显伸入心肌层(图 1 - 14B)。

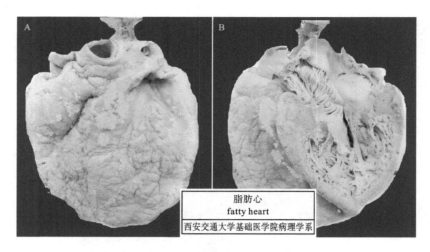

图 1 - 14　脂肪心

14. 脾被膜玻璃样变性(hyaline change of splenic capsule)

标本为部分脾,切面可见脾被膜明显增厚,呈灰红均质半透明状,形似糖衣,故又称糖衣脾(图 1 - 15)。

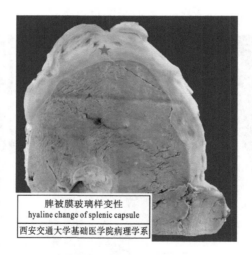

脾被膜明显增厚,呈灰红均质半透明状(★)。

图 1 - 15　脾被膜玻璃样变性

15. 脾凝固性坏死(coagulative necrosis of spleen)

标本为部分脾。可见脾体积增大,切面中部被膜下有一灰白色病灶,界限清楚,干燥致密,略隆起于脾表面,于不同切面(图 1 - 16)病灶大小不同;病灶约呈三角形或梯形,其长边(底边)与被膜相邻,而短边(顶边或顶)朝向脾门。病灶周围有灰黑色条带围绕。标本底部被膜下有一不规则形病灶,呈灰红色,整个病灶表面下陷,周围有蓝色条带围绕(请思考原因)。

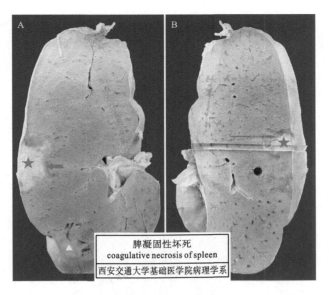

中部灰白色境界清楚的坏死病灶(★),周围有充血出血带(←);

底部灰红色凹陷病灶(▲);周围的蓝色条带(↙)。

图 1 - 16　脾凝固性坏死

16. 淋巴结干酪样坏死(caseous necrosis of lymph nodes)

多个淋巴结明显肿大,切面见不规则形灰白色或灰黄色病灶,质地较松软,如干酪样,易于脱落(图 1 - 17)。

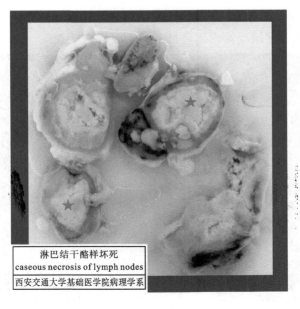

坏死病灶（★）。

图 1 - 17　淋巴结干酪样坏死

17. 手指干性坏疽(dry gangrene of finger)

标本为离断的手指,尚可见指甲,但皮肤组织结构不清,部分区域呈黑色、干缩状(图 1-18)。

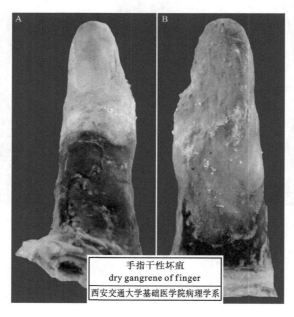

伸侧面   屈侧面

图 1-18　手指干性坏疽

18. 阑尾湿性坏疽(moist gangrene of appendix)

阑尾明显肿胀,部分区域呈污黑褐色(图 1-19)。

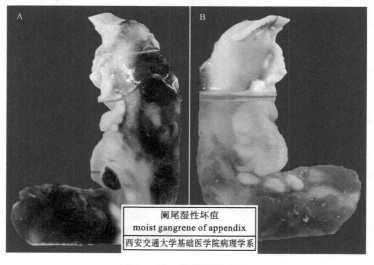

图 1-19　阑尾湿性坏疽

（二）组织切片的观察要点

1. 切片 12 号

切片 12 号为心肌组织。心肌纤维明显变细,胞核两端的胞质内有黄褐色的颗粒状色素沉积(图 1−20,图 1−21)。

病理诊断:_____

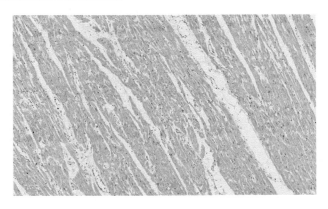

图 1−20 　切片 12 号(HE 染色,100×)

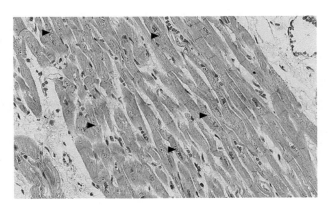

心肌细胞核两端胞质内黄褐色的颗粒状色素沉积(▶)。
图 1−21 　切片 12 号(HE 染色,400×)

2. 切片 24A 号

切片内上、下各有一块心肌组织。上块为正常心肌组织,下块心肌组织内可见心肌纤维明显变粗、变长,心肌细胞核变大、深染,可呈方形(图 1−22,图 1−23)。

病理诊断:_____

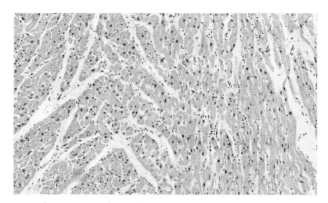

图 1 – 22　切片 24A 号(HE 染色,100 ×)

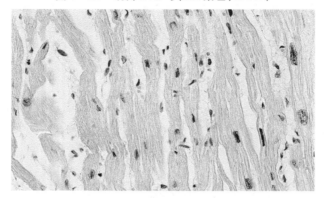

图 1 – 23　切片 24A 号(HE 染色,400 ×)

3. 切片 23A 号

切片 23A 号为支气管横断面组织。支气管黏膜表面的假复层纤毛柱状上皮部分区域脱落,部分区域被未角化的复层鳞状上皮所替代(图 1 – 24,图 1 – 25)。

病理诊断:＿＿＿＿＿＿＿＿＿＿＿

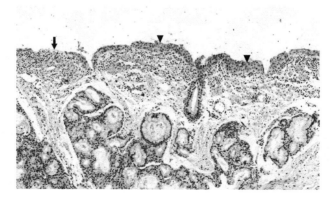

支气管黏膜上皮脱落(↓);支气管黏膜表面被覆的复层鳞状上皮(▼)。

图 1 – 24　切片 23A 号(HE 染色,100 ×)

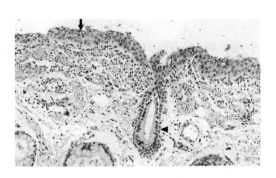

支气管黏膜表面被覆的复层鳞状上皮（↓），中间凹陷处被覆柱状上皮（◄）。

图1-25　切片23A号（HE染色，200×）

4. 切片112号

切片112号为子宫颈管息肉组织。息肉表面可见被覆的宫颈黏膜柱状上皮，局部区域被未角化的复层鳞状上皮取代（图1-26、图1-27）。

病理诊断：_____

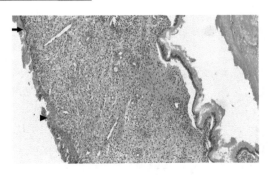

息肉表面被覆的高柱状上皮（→），部分区域被复层鳞状上皮取代（►）。

图1-26　切片112号（HE染色，100×）

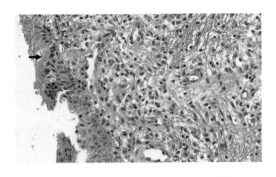

息肉表面被覆的柱状上皮和复层鳞状上皮移行区（→）。

图1-27　切片112号（HE染色，400×）

5. 切片 114 号

切片 114 号为阴茎龟头皮肤组织。局部表皮明显增厚、隆起,鳞状上皮层数明显增多,棘向下延伸增长,角质层明显增厚(图 1－28,图 1－29)。

病理诊断:＿＿＿＿＿＿＿＿＿＿＿＿

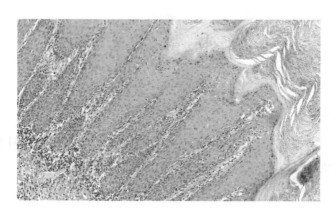

图 1－28　切片 114 号(HE 染色,100×)

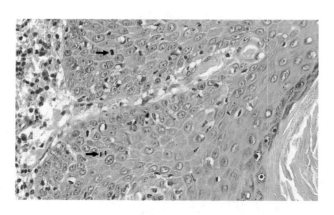

表皮鳞状上皮基底层细胞明显增生,可见核分裂象(→)。

图 1－29　切片 114 号(HE 染色,400×)

6. 切片 10 号

切片 10 号为肾组织。肾近曲小管上皮细胞明显肿大,管腔狭窄;这些肿大的上皮细胞胞质内常可见大量淡红染色的微细颗粒(图1-30,图1-31);部分上皮细胞胞质内还可见较大、均质红染的颗粒(图1-32)。

病理诊断:＿＿＿＿＿＿＿＿＿＿＿＿

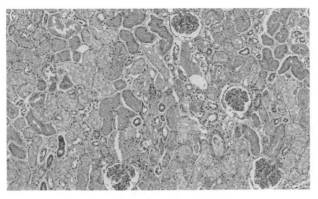

图1-30　切片10号(HE染色,100×)

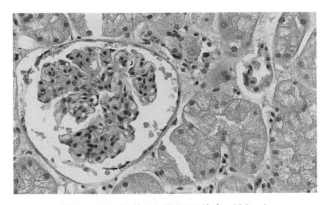

图1-31　切片10号(HE染色,400×)

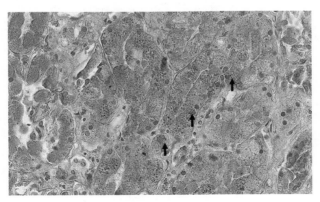

部分近曲小管上皮细胞胞质内可见较大的红色颗粒(↑)。

图1-32　切片10号(HE染色,400×)

7. 切片 17B 号

切片 17B 号为肝组织。肝小叶结构规则,中央静脉周围肝细胞明显肿大,胞质内可见大小不一的透亮空泡;含较大空泡的肝细胞,胞核呈新月形,位于胞体的一侧(图 1 –33,图 1 –34)。

病理诊断:_____

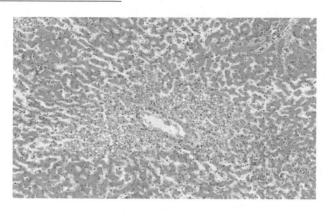

图 1 –33　切片 17B 号(HE 染色,100 ×)

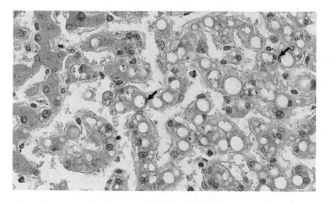

胞质内含较大空泡的肝细胞,胞核呈新月形,位于胞体的一侧(↙)。

图 1 –34　切片 17B 号(HE 染色,400 ×)

8. 切片 9D 号

切片 9D 号为脾组织。脾中央动脉管壁增厚,管腔变窄,增厚的管壁内有均质红染、界限清楚的玻璃样物质沉积(图 1 –35,图 1 –36)。

病理诊断:_____

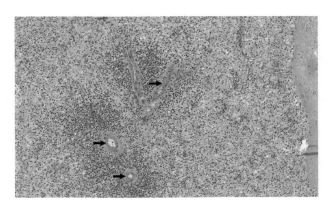

脾中央动脉(→)管壁明显增厚、红染,管腔狭窄,
管壁内可见均质红染的物质沉积。

图1-35　切片9D号(HE染色,100×)

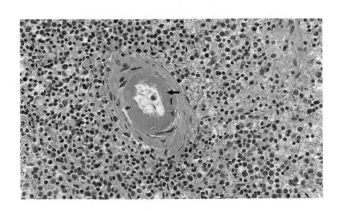

脾中央动脉管壁明显增厚、红染,管腔狭窄,
管壁内可见均质红染的物质沉积(←)。

图1-36　切片9D号(HE染色,400×)

9. 切片50A号

切片50A号为肾组织。部分肾小球入球动脉和间质细动脉管壁增厚,管腔狭窄,管壁内有均质红染、界限清楚的玻璃样物质沉积(图1-37,图1-38);部分肾小球结构消失、纤维化或均质红染,周围肾小管体积缩小、数量减少或消失(图1-39)。

病理诊断:＿＿＿＿＿＿＿＿＿＿＿

21

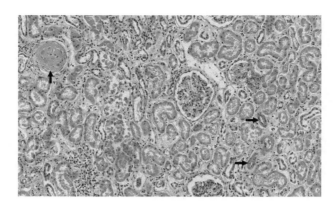

细动脉(→)管壁增厚、管腔狭窄;肾小球硬化(↑)。

图 1-37　切片 50A 号(HE 染色,100×)

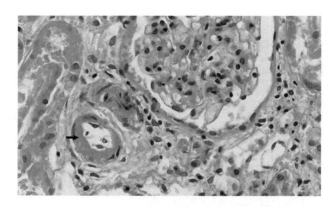

细动脉管壁增厚、红染,管壁内见均质红染的物质沉积(→)。

图 1-38　切片 50A 号(HE 染色,400×)

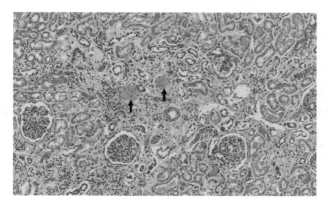

部分肾小球纤维化、玻璃样变性(↑),周围肾小管体积缩小、数量减少或消失。

图 1-39　切片 50A 号(HE 染色,100×)

10. 切片 50B 号

切片 50B 号为肾组织。肾小球入球动脉及球丛部分毛细血管的管壁明显红染,原有组织结构不清,病变界限模糊。多数肾小管明显扩张,管腔内可见红细胞管型和蛋白管型(图1－40,图1－41)。

病理诊断:＿＿＿＿＿＿＿＿＿＿＿＿＿＿＿＿

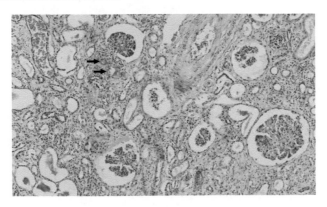

部分肾小球入球动脉管壁红染、结构不清(→)。

图 1－40　切片 50B 号(HE 染色,100 ×)

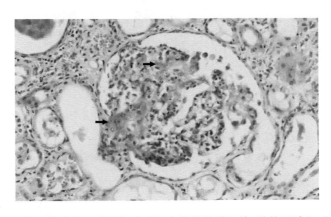

肾小球入球动脉和球丛部分毛细血管的管壁红染、结构不清(→)。

图 1－41　切片 50B 号(HE 染色,400 ×)

11. 切片 5D 号

切片 5D 号为脾组织。靠近被膜区域的大部分脾组织红染,其内细胞结构消失,而原有组织轮廓尚存(图1－42,图1－43)。

病理诊断:＿＿＿＿＿＿＿＿＿＿＿＿＿＿＿＿

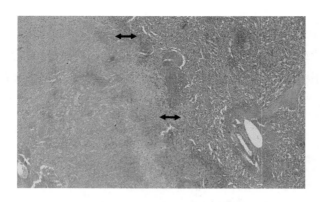

左侧区域脾组织明显红染,与右侧脾组织界限清楚(↔)。

图 1−42　切片 5D 号(HE 染色,40×)

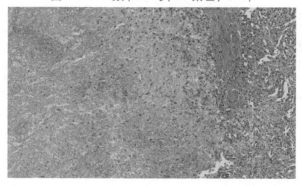

左侧红染区域脾组织内细胞结构消失,仅见原有组织轮廓。

图 1−43　切片 5D 号(HE 染色,100×)

12. 切片 93 号

切片 93 号为淋巴结组织。淋巴结组织中心区呈红染、无结构、颗粒状,其内可见散在蓝染的细胞核碎屑及钙盐沉积灶(图 1−44)。

病理诊断:＿＿＿＿＿＿＿＿＿＿＿＿

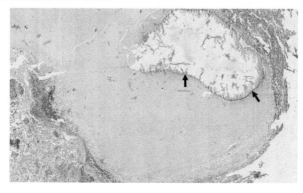

淋巴结部分区域红染,该区细胞和组织结构均消失,可见钙盐沉积(↑)。

图 1−44　切片 93 号(HE 染色,40×)

【思考题】

（1）器官压迫性萎缩时，其实质细胞减少，这些细胞的去向及机制是什么？

（2）化生的本质是局部成体干细胞的转型分化，其分子机制是什么？化生对机体的保护意义及潜在危害有哪些？

（3）不同组织、不同原因引起的坏死，其形态特征不完全相同，决定坏死类型的因素有哪些？

（雷　霆）

第二章 损伤的修复

【实验目的】

(1)掌握再生、机化和修复的概念。

(2)掌握不同类型创伤愈合的特点。

(3)掌握肉芽组织的形态、作用及结局。

(4)熟悉各种组织的修复。

【实验内容】

实验内容见表2-1。

表2-1 损伤的修复实验内容

序号	大体标本	序号	组织切片
1	皮肤的线形瘢痕	1	肉芽组织
		2	动脉血栓伴机化

(一)大体标本的观察要点

皮肤的线形瘢痕(linear scar of skin)

皮肤表面可见一条线形瘢痕,瘢痕处形成凹陷(图2-1)。

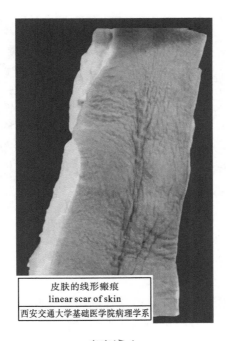

瘢痕(↖)。

图2－1　皮肤的线形瘢痕

（二）组织切片的观察要点

1.切片22号

切片22号为创面组织。近创面处可见大量新生毛细血管及成纤维细胞；毛细血管向创面垂直生长，新生毛细血管扩张，内皮细胞胞核大；毛细血管周围可见增生的成纤维细胞和渗出的炎细胞（图2－2，图2－3）。创面深部组织内可见新生血管较少，胶原纤维较多。

病理诊断：＿＿＿＿＿＿＿＿＿＿＿

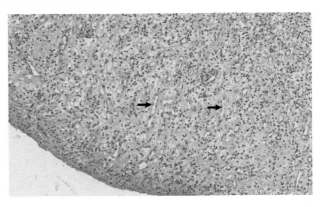

新生毛细血管(→)。

图2－2　切片22号（HE染色，100×）

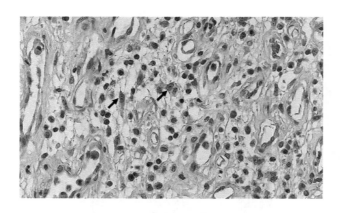

成纤维细胞(↗)。

图 2 -3　切片 22 号(HE 染色,400 ×)

2. 切片 14 号

切片 14 号为动脉横断面组织。可见动脉管壁明显增厚,管腔内被致密结构填塞,其中央部颜色较红,内有大量红细胞及少许白细胞聚集,周围部呈淡红色,可见较多新生毛细血管和成纤维细胞(图 2 -4)。

病理诊断:＿＿＿＿＿＿＿＿＿＿＿＿

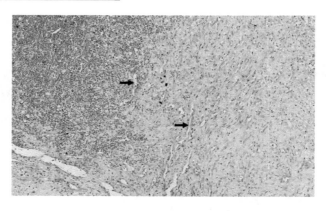

新生毛细血管(→)。

图 2 -4　切片 14 号(HE 染色,100 ×)

【思考题】

(1)简述肉芽组织的形态结构和功能。

(2)举例说明瘢痕对机体的影响。

(3)试比较一期愈合与二期愈合的特征。

【病例分析】

患者,女,30 岁,发热 1 天。因腹痛伴呕吐行急性阑尾炎手术,术后第 3 天,患者自感乏困,体温 39℃,并感到腹部手术切口处疼痛。换药时发现切口处明显红肿且有液体渗出,用过氧化氢冲洗消毒后,放入引流条,包扎,同时给予抗生素全身治疗。

请分析:

(1)将来患者手术切口的愈合属于哪种愈合?

(2)该切口愈合过程中将会有哪些组织参与?

(周党侠　葛　攀)

第三章 局部血液循环障碍

【实验目的】

(1)掌握淤血的概念及肝、肺淤血的病变特征。

(2)掌握血栓形成的条件及其后果。

(3)掌握栓塞的概念及类型。

(4)掌握梗死的形态特征。

【实验内容】

实验内容见表 3 - 1。

表 3 - 1　局部血液循环障碍实验内容

序号	大体标本	序号	组织切片
1	慢性肝淤血	1	慢性肝淤血
2	慢性肺淤血/肺褐色硬化	2	急性肺淤血、水肿
3	下腔静脉混合血栓	3	慢性肺淤血
4	腹主动脉混合血栓	4	静脉混合血栓
5	左心房球形血栓	5	脾贫血性梗死
6	二尖瓣疣形血栓	6	肺出血性梗死
7	肺动脉血栓栓塞	7	肺羊水栓塞
8	脾贫血性梗死		
9	肺出血性梗死		
10	小肠出血性梗死		

（一）大体标本的观察要点

1.慢性肝淤血（chronic hepatic congestion）

标本为部分肝,切面可见暗黑褐色小点,网状分布于灰黄色的背景上,状如槟榔,故称为槟榔肝（图3–1）。

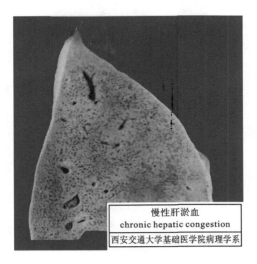

图3–1　慢性肝淤血

2.慢性肺淤血（chronic pulmonary congestion）/肺褐色硬化（brown induration of lung）

标本为部分肺。切面见肺组织结构较致密,呈暗褐色,有多数散在分布的铁锈色小点。普鲁士蓝染色呈蓝色（标本左下角）,提示含铁血黄素沉积（图3–2）。

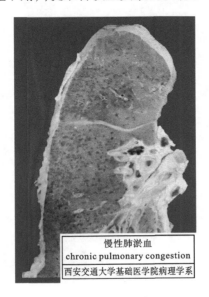

图3–2　慢性肺淤血

3. 下腔静脉混合血栓(mixed thrombus in inferior vena cava)

下腔静脉内可见圆柱状血栓,颜色不均,呈灰白与灰黑相间(图3－3)。

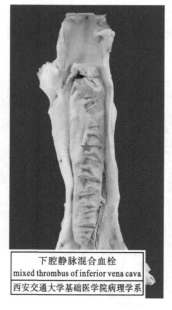

血栓(★)。

图3－3 下腔静脉混合血栓(纵切面)

4. 腹主动脉混合血栓(mixed thrombus in abdominal aorta)

标本为腹主动脉－髂总动脉内的骑跨性血栓,切面粗糙,颜色不均,呈灰白与灰黑相间(图3－4)。

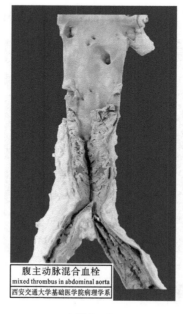

血栓(★)。

图3－4 腹主动脉混合血栓(纵切面)

5. 左心房球形血栓(ball thrombus in left atrium)

心脏体积增大,左心房体积明显增大(图3-5A)。切面显示左心房腔内被巨大的灰白色球状物填充,即球形血栓(图3-5B)。请结合标本所见,试分析此球形血栓形成的条件和机制。

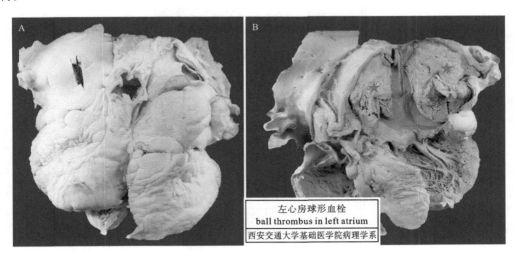

血栓(★)。

图3-5　左心房球形血栓

6. 二尖瓣疣形血栓(verrucous thrombus on mitral valve)

心脏二尖瓣瓣膜增厚、变硬,腱索融合变粗、变短,瓣膜闭锁缘上分布多个灰白色小米粒大的疣状物,即白色血栓(图3-6)。

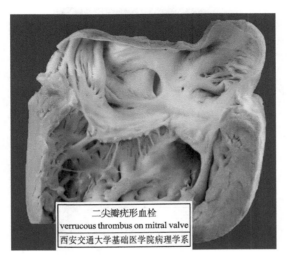

疣形血栓(↑)。

图3-6　二尖瓣疣形血栓

7. 肺动脉血栓栓塞(thromboembolism of pulmonary artery)

白色箭头所指处为被灰黑色血栓栓子完全阻塞的肺动脉(图3-7)。结合此标本,试分析引起该患者肺动脉栓塞的栓子来源。

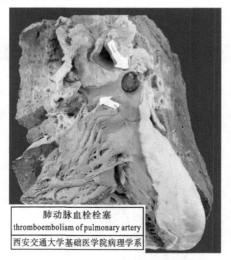

肺动脉血栓栓塞
thromboembolism of pulmonary artery
西安交通大学基础医学院病理学系

被阻塞的肺动脉(↑);血栓栓子(★)。

图3-7 肺动脉血栓栓塞

8. 脾贫血性梗死(anemic infarct of spleen)

脾切面可见一灰白色病灶(左中部,为新鲜梗死灶)和一粉色病灶(左上部,为陈旧性梗死灶);新鲜梗死灶呈梯形,长边与包膜相邻,短边朝向脾门(与脾的血管分布形状有关),边界清晰,周围可见充血出血带(灰黑色);陈旧性梗死灶表面凹陷,呈不规则扇形,其周围可见普鲁士蓝浸染呈蓝色的条带(图3-8)。

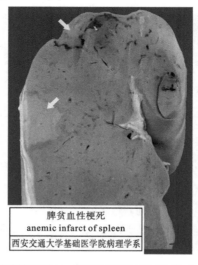

脾贫血性梗死
anemic infarct of spleen
西安交通大学基础医学院病理学系

新鲜梗死灶(↙)和陈旧性梗死灶(↘)。

图3-8 脾贫血性梗死

9. 肺出血性梗死(hemorrhagic infarct of lung)

肺切面可见肺下叶有一灰黑色、稍干燥、较致密、稍隆起的三角形梗死灶(新鲜梗死灶呈暗红色)(图3-9)。

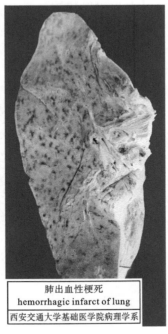

梗死灶(★)。

图3-9 肺出血性梗死

10. 小肠出血性梗死(hemorrhagic infarct of small intestine)

此段肠壁大部分区域呈污黑色,为梗死区,其肠壁肿胀增厚、黏膜皱襞消失,与黏膜皱襞清晰的未梗死区对比明显(图3-10)。

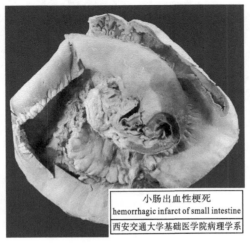

未梗死区(★)。

图3-10 小肠出血性梗死

（二）组织切片的观察要点

1. 切片 1 号

切片 1 号为肝组织。肝小叶中央静脉及其周围的肝窦明显扩张，内含多量红细胞。肝小叶中央区肝细胞明显萎缩消失，周边区肝细胞受影响较轻（图 3－11）。

病理诊断：_____

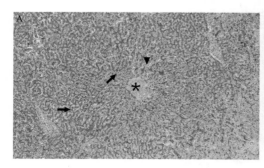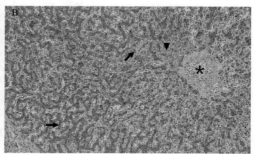

肝小叶中央静脉（★）和肝血窦（▼）扩张、充血，中央区肝细胞萎缩、
肝板断裂（↗），而外周区肝细胞受影响较轻（→）。

图 3－11　切片 1 号（HE 染色，A. 100×，B. 200×）

2. 切片 8 号

切片 8 号为肺组织。肺泡壁毛细血管显著扩张、充血，肺泡腔内充满淡红色水肿液，其内含少量漏出的红细胞（图 3－12）。

病理诊断：_____

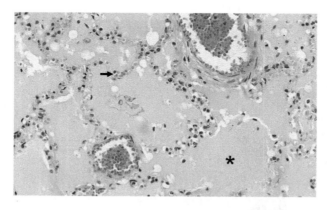

肺泡壁毛细血管显著扩张、充血（→），肺泡腔内充满水肿液（★）。

图 3－12　切片 8 号（HE 染色，200×）

3. 切片 26 号

切片 26 号为肺组织。肺泡壁毛细血管扩张、充血,肺泡间隔变厚和纤维化,肺泡腔内有大量吞噬含铁血黄素颗粒的巨噬细胞(心衰细胞)(图 3-13,图 3-14)。

病理诊断:_____

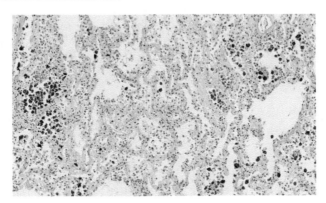

图 3-13　切片 26 号(HE 染色,100×)

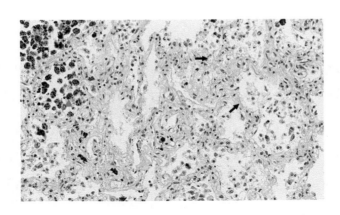

肺泡壁毛细血管扩张(→);肺泡间隔纤维化、增厚(↗);
吞噬含铁血黄素颗粒的巨噬细胞(心衰细胞)(▲)。

图 3-14　切片 26 号(HE 染色,200×)

4. 切片 3 号

切片 3 号为静脉横断面。静脉腔内可见血栓填充物。淡粉红染的分支状结构为血小板小梁,其边缘附着有中性粒细胞;小梁间有红染、丝条状的纤维素网和大量红细胞(图 3-15)。

病理诊断:_____

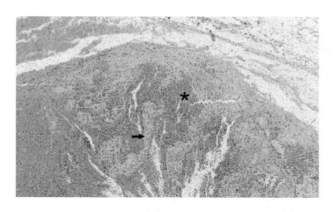

血小板小梁(→);小梁间充斥的大量红细胞和纤维素网(★)。

图3-15　切片3号(HE染色,40×)

5. 切片5号

切片5号为脾组织。组织一侧缘为脾被膜结缔组织,靠近被膜的部分脾组织红染,其内细胞结构消失,原组织轮廓尚存。该病灶内红细胞少见,但病灶与周围组织交界处可见较多红细胞(图3-16)。

病理诊断:＿＿＿＿＿＿＿＿＿＿＿＿＿＿

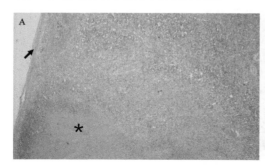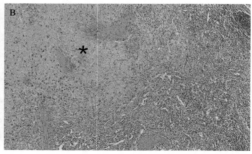

脾被膜(↗);红染的病灶区(★)。

图3-16　切片5号(HE染色,40×)

6. 切片6号

切片6号为肺组织。切片右侧肺组织明显深红染色,其内肺泡壁轮廓隐约可见,肺泡腔内充满红细胞,肺泡壁细胞结构消失。切片左侧肺组织呈显著淤血状态(图3-17)。

病理诊断:＿＿＿＿＿＿＿＿＿＿＿＿＿＿

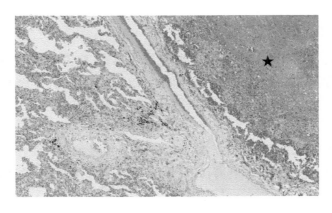

红染区域（★）。

图 3 – 17　切片 6 号（HE 染色,40 ×）

7. 切片 2 – 13 号

切片 2 – 13 号为肺组织。肺组织小血管腔内可见条索状且具折光性的角化上皮、少量小团块状胎粪及少许中性粒细胞,肺泡腔内大量淡粉染水肿液（图 3 – 18）。

病理诊断：＿＿＿＿＿＿＿＿＿＿＿＿

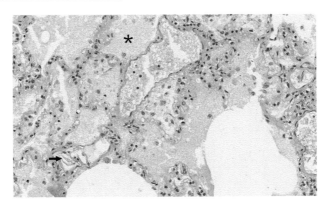

淡粉染水肿液（★）;角化上皮（→）。

图 3 – 18　切片 2 – 13 号（HE 染色,200 ×）

【思考题】

（1）什么是槟榔肝？简述其镜下特征。

（2）简述心力衰竭细胞是如何形成的？

（3）简述贫血性梗死和出血性梗死各自的特点。

【病例分析】

患者,女,32 岁。因顺产分娩 2 小时后出现呼吸困难、血压下降、意识模糊入院。体温 37.7℃,呼吸、脉搏测不到,意识模糊,双眼结膜可见出血点。心脏叩诊无异常,双肺听诊可闻及满肺水泡音,肝触诊无明显异常。实验室检查:白细胞计数增高。入院后经抢救无效死亡。

尸检结果:双肺肿胀,切面有大量血性液体流出,心肌及大脑切面有散在出血点;子宫内仍有胎盘残留,胎盘附着处有局部剥离伤口,深及子宫肌层,其周围有血凝块附着。

请分析:

(1)患者的主要致死原因是什么?

(2)用病理改变解释其临床表现。

(周党侠　吕茉琦　杨妍琪)

第四章 炎　症

【实验目的】

（1）掌握炎症的概念、局部和全身表现及基本病理变化。

（2）掌握急性炎症的类型及病理变化特征。

（3）掌握慢性炎症的类型及病理变化特征。

（4）掌握急性炎症的转归和急性炎症慢性化的原因。

（5）熟悉急性炎症时血管的变化规律及其机制。

（6）熟悉炎症介质的类型及其作用。

【实验内容】

实验内容见表4－1。

表4－1　炎症实验内容

序号	大体标本	序号	组织切片
1	流行性乙型脑炎之脑	1	流行性乙型脑炎
2	纤维素性心包炎	2	纤维素性心外膜炎
3	白喉	3	大叶性肺炎
4	结肠纤维素性炎	4	结肠纤维素性炎
5	大叶性肺炎	5	脑脓肿
6	化脓性阑尾炎	6	阑尾蜂窝织炎
7	肺脓肿（急性）	7	小肠伤寒
8	肺脓肿（慢性）	8	淋巴结结核
9	化脓性脑膜炎		
10	流行性出血热之肾		
11	胃炎性息肉		
12	粟粒性肺结核		

（一）大体标本的观察要点

1. 流行性乙型脑炎之脑（brain with epidemic encephalitis type B）

从脑冠状切面看,丘脑和大脑灰质内可见许多点状略透明的软化灶,脑膜血管扩张、充血(图4−1)。

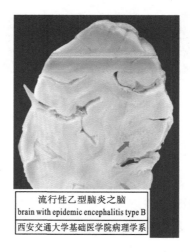

脑切面见丘脑和大脑灰质有许多点状略显透明的软化灶(↗)。

图4−1 流行性乙型脑炎之脑

2. 纤维素性心包炎（fibrinous pericarditis）

两个标本均为心脏,心包壁层已剪开,心包脏层与壁层表面可见灰黄色膜状(图4−2)或黄色绒毛样(图4−3)渗出物,故称绒毛心。

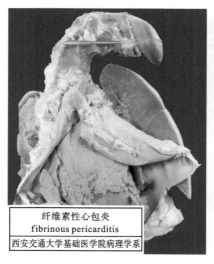 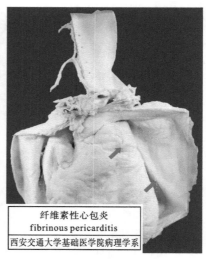

灰黄色膜状物(↗)。　　　　　黄色绒毛样渗出物(↗)。

图4−2 纤维素性心包炎　　　图4−3 纤维素性心包炎

3. 白喉(diphtheria)

喉、气管、支气管黏膜可见一层灰白色膜状渗出物,即假膜。会厌及喉部的假膜附着紧密(固膜),气管及支气管中的假膜(浮膜)大部分已脱离黏膜(图4-4)。

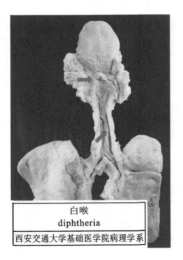

咽喉部黏膜面结合紧密的灰白色膜状渗出物(→);
气管腔面悬浮的灰白色膜状渗出物(↗)。

图4-4　白喉

4. 结肠纤维素性炎(fibrinous inflammation of colon)

结肠黏膜表面可见灰黄色的膜性渗出物(假膜);个别区域假膜已脱落形成浅表性溃疡,大部分区域的假膜与肠黏膜紧密相连(图4-5)。

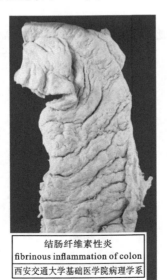

图4-5　结肠纤维素性炎

5. 大叶性肺炎(lobar pneumonia)

病变几乎累及整个肺上叶,肺上叶体积增大,质地坚实,切面呈灰黄色细颗粒状,颗粒脱落后遗留细小网眼;胸膜(肺膜)表面也可见纤维素渗出(图4-6)。

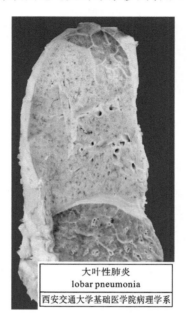

图4-6 大叶性肺炎

6. 化脓性阑尾炎(purulent inflammation of appendix)

阑尾肿胀,浆膜面可见灰黄色脓性渗出物(图4-7);切面可见腔内灰黄色渗出物,管壁增厚(图4-7B)。

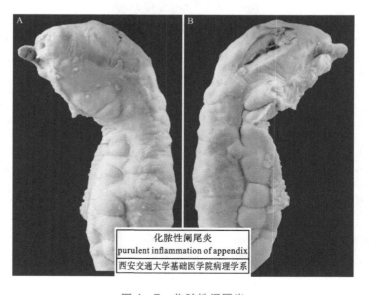

图4-7 化脓性阑尾炎

7. 肺脓肿(急性)[abscess of lung(acute)]

标本为儿童肺,表面散在多个灰黄色病灶(脓肿),边界清楚,大小不等,有些病灶明显隆起于肺表面(图4-8)。

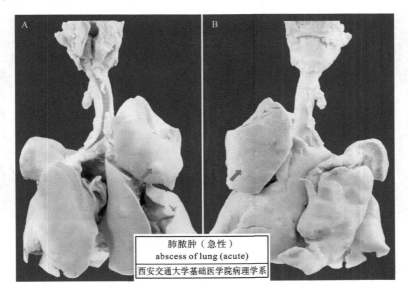

肺表面可见多个大小不等、界限清楚的灰黄色病灶(↗)。

图4-8 肺脓肿(急性)

8. 肺脓肿(慢性)[abscess of lung(chronic)]

肺切面可见一不规则腔隙,其周围肺组织呈灰白色实变,邻近支气管壁增厚,管腔扩张(图4-9)。

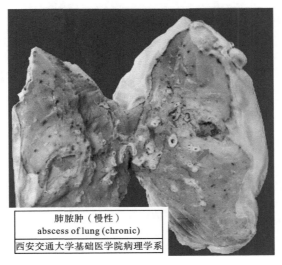

肺切面可见一不规则腔隙(★),其周围肺组织呈灰白色实变(↗)。

图4-9 肺脓肿(慢性)

9. 化脓性脑膜炎(purulent meningitis)

脑膜混浊伴血管高度扩张充血。蛛网膜下腔可见黄色混浊的脓性渗出物,致脑回、脑沟结构模糊(图4-10)。

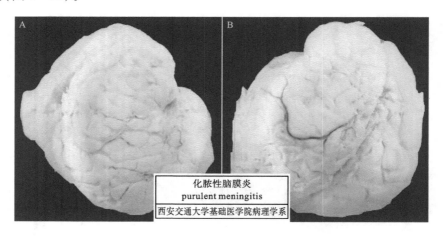

图4-10　化脓性脑膜炎

10. 流行性出血热之肾(kidney with epidemic hemorrhagic fever)

肾体积增大,切面可见肾皮质灰黄,而肾髓质高度充血、出血,呈黑褐色,使皮、髓质对比明显。肾盂黏膜出血呈黑褐色(图4-11)。

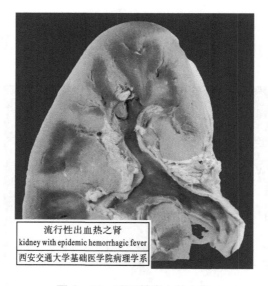

图4-11　流行性出血热之肾

11. 胃炎性息肉 (inflammatory polyp of stomach)

标本为部分胃,大部分区域胃黏膜皱襞变平消失,黏膜表面呈颗粒状(请思考原因),可见一息肉突入胃腔(图 4 – 12)。

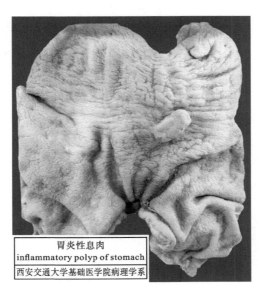

胃黏膜表面突出的息肉(↗)。

图 4 – 12 胃炎性息肉

12. 粟粒性肺结核 (miliary tuberculosis of lung)

肺切面散在许多小米粒大的病灶,呈灰白色,半透明,边界清楚(图 4 – 13)。

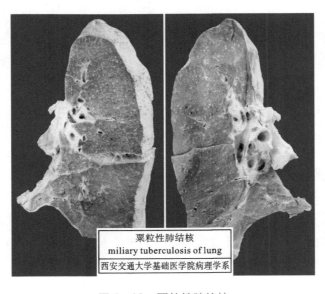

图 4 – 13 粟粒性肺结核

(二)组织切片的观察要点

1. 切片 88 和 88B 号

切片 88 和 88B 号为大脑组织。脑膜及脑实质血管扩张、充血。脑实质内可见血管周围有炎细胞浸润(袖套状浸润)、神经细胞变性坏死、筛状软化灶和胶质结节(图 4 - 14 至图 4 - 16)。

病理诊断:_____

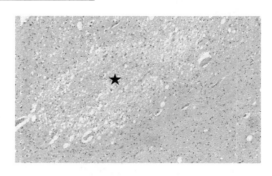

筛状软化灶(★)。
图 4 - 14　切片 88 号(HE 染色,100 ×)

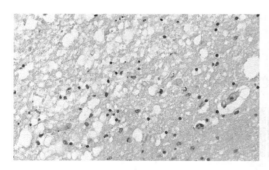

图 4 - 15　切片 88 号(HE 染色,400 ×)

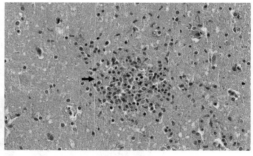

胶质结节(→)。
图 4 - 16　切片 88B 号(HE 染色,400 ×)

2. 切片 13 号

切片 13 号为心脏组织。心外膜(epicardium,E)及其邻近浅层心肌(myocardium,M)间质血管充血,间质水肿,有大量炎细胞浸润,主要为淋巴细胞、浆细胞及少量中性粒细胞。心外膜表面覆有厚层纤维素性渗出物(fibrinous exudate,F),其间有大量变性坏死的中性粒细胞,并可见新生毛细血管及少量成纤维细胞自心外膜长入(图 4 - 17,图 4 - 18)。

病理诊断:_____

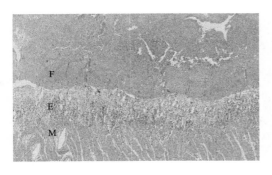

图 4 – 17　切片 13 号(HE 染色,40 ×)

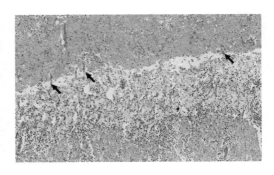

心外膜部分新生毛细血管(↖)伸入纤维素性渗出物。

图 4 – 18　切片 13 号(HE 染色,100 ×)

3. 切片 54 号

切片 54 号为肺组织。肺泡隔明显增厚,肺泡腔内充满纤维素及炎细胞,少数区域可见红细胞(图 4 – 19,图 4 – 20)。

病理诊断:＿＿＿＿＿＿＿＿＿＿＿＿＿

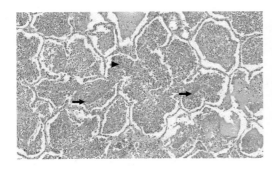

肺泡腔内红色网状纤维素(→)和炎细胞(▶)。

图 4 –19　切片 54 号(HE 染色,100 ×)

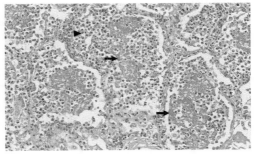

肺泡腔内红色网状纤维素(→)和炎细胞(▶)。

图 4 –20　切片 54 号(HE 染色,200 ×)

4. 切片 79 号

切片 79 号为结肠组织。黏膜(mucosa,Mu)有深浅不等的坏死,其表面覆有纤维素性渗出物(F),纤维素网眼中充有中性粒细胞和坏死细胞碎屑;黏膜下层(submucosa,SM)高度水肿(图 4 – 21,图 4 – 22)。

病理诊断:＿＿＿＿＿＿＿＿＿＿＿＿＿

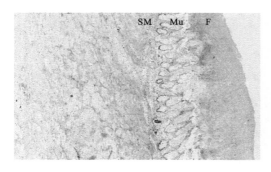
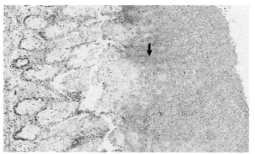

图 4 −21　切片 79 号（HE 染色,40 ×）

黏膜表面的纤维素性渗出物(↓)。

图 4 −22　切片 79 号（HE 染色,100 ×）

5. 切片 20 号

切片 20 号为脑组织。脑组织内可见大小不一的病灶,边界清楚;病灶内脑组织结构完全消失,可见大量变性、坏死的中性粒细胞;有的病灶中央可见紫蓝色的细菌团;病灶周围脑组织血管充血,部分血管腔内可见菌栓(图 4 −23 至图 4 −26)。

病理诊断:＿＿＿＿＿＿＿＿＿＿＿＿＿＿

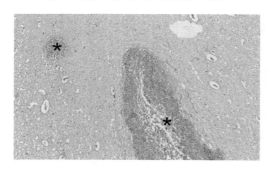
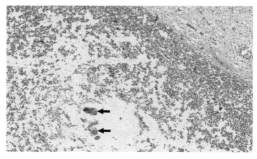

脑组织内可见两个大小不一、
界限清楚的病灶(★)。

图 4 −23　切片 20 号（HE 染色,40 ×）

病灶内充满中性粒细胞,
中心区可见紫蓝色的细菌团(←)。

图 4 −24　切片 20 号（HE 染色,100 ×）

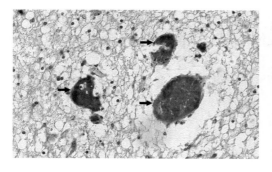
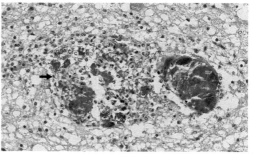

小血管腔内的菌栓(→)。

图 4 −25　切片 20 号（HE 染色,400 ×）

菌栓血管周围脑组织坏死及中性粒细胞浸润(→)。

图 4 −26　切片 20 号（HE 染色,400 ×）

6. 切片 59 号

切片 59 号为阑尾组织。从横切面看,阑尾管腔(lumen,L)内充满大量脓性渗出物,黏膜层(Mu)部分区域坏死、脱落形成糜烂和(或)溃疡;阑尾壁各层,即黏膜层、黏膜下层、肌层(muscularis,M)及浆膜层(serosa,S)血管充血,有大量炎细胞浸润,以中性粒细胞为主,尤以肌层为甚,并伴有部分肌纤维溶解。在各层组织内也可见一定数量的嗜酸性粒细胞(图 4 - 27 至图 4 - 29)。

病理诊断:＿＿＿＿＿＿＿＿＿＿＿

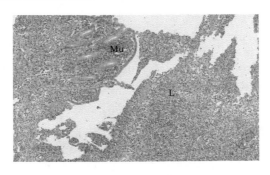

阑尾管腔(L)内的脓性渗出物,部分结构尚存的黏膜层(Mu)。

图 4 - 27 切片 59 号(HE 染色,100 ×)

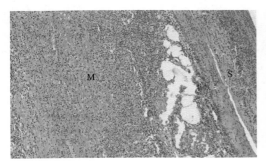

阑尾肌层(M)及浆膜层(S)内
有大量中性粒细胞浸润。

图 4 - 28 切片 59 号(HE 染色,100 ×)

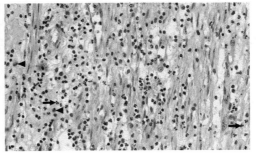

阑尾肌层内浸润的大量中性粒细胞(→)
和散在的嗜酸性粒细胞(◄)。

图 4 - 29 切片 59 号(HE 染色,400 ×)

7. 切片 77 号

切片 77 号为小肠组织。肠黏膜固有层和黏膜下层可见大量巨噬细胞,有的巨噬细胞胞质内有吞噬的细胞碎片及红细胞、淋巴细胞等,在黏膜下层淋巴滤泡中心可见由巨噬细胞增生形成的境界清楚的细胞结节(肉芽肿);整个肠壁可见小血管充血(图 4 - 30 至图 4 - 33)。

病理诊断：_____

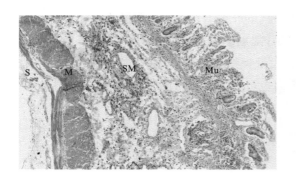

小肠各层结构清楚,黏膜下层(SM)明显水肿;
Mu:黏膜层;M:肌层;S:浆膜。

图4 –30　切片77 号(HE 染色,100 ×)

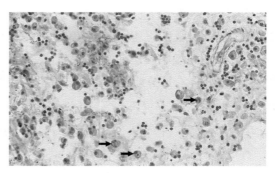

黏膜下层有大量巨噬细胞浸润,有些巨噬细胞(→)
胞质内可见吞噬的淋巴细胞或碎片。

图4 –31　切片77 号(HE 染色,400 ×)

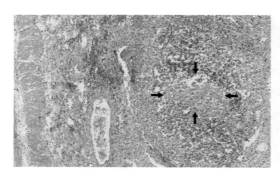

黏膜下层淋巴滤泡中心有一
境界清楚的细胞结节(←)。

图4 –32　切片77 号(HE 染色,100 ×)

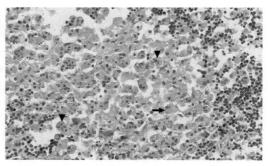

结节内的巨噬细胞(→),部分巨噬细胞胞质内
有吞噬的细胞碎片(▼)。

图4 –33　切片77 号(HE 染色,400 ×)

8.切片58 号

切片58 号为肺组织。肺组织内可见许多境界清楚的结节。部分结节中央可见干酪样坏死,坏死周围可见许多类上皮细胞、个别朗汉斯巨细胞(Langhans giant cell)、淋巴细胞和成纤维细胞。类上皮细胞边界不清,核呈空泡状,可见1 或2 个核仁。朗汉斯巨细胞的胞质丰富,胞核常排列成花环形、马蹄形或密集排列在胞体一端(图4 –34,图4 –35)。

病理诊断：_____

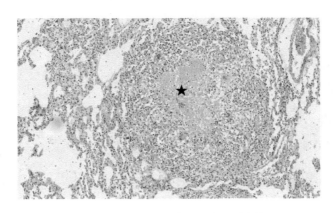

肺组织内境界清楚的结节,结节中心有干酪样坏死(★)。

图 4 –34 切片 58 号(HE 染色,100 ×)

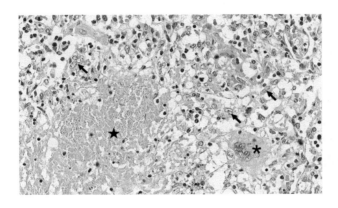

结节内干酪样坏死(★)、类上皮细胞(↖)和朗汉斯巨细胞(✦)。

图 4 –35 切片 58 号(HE 染色,400 ×)

【思考题】

(1)简述炎症反应和免疫反应的异同点。

(2)炎症对机体的保护作用及潜在危害有哪些?

(3)简述尸检时肉眼观察、鉴别脓毒血症和败血症的要点。

(雷 霆)

第五章 肿 瘤

【实验目的】

（1）掌握肿瘤的一般形态与结构，肿瘤的异质性，肿瘤的生长及扩散方式，肿瘤的分级与分期。

（2）掌握肿瘤的命名原则及分类，良性肿瘤与恶性肿瘤的区别，癌与肉瘤的区别，癌前病变及原位癌的概念。

（3）熟悉乳头状瘤、腺瘤、鳞状细胞癌、腺癌、移行上皮癌（尿路上皮癌）、纤维瘤、脂肪瘤、平滑肌瘤、纤维肉瘤、骨肉瘤的好发部位及一般形态特点。

【实验内容】

实验内容见表 5 - 1。

表 5 - 1 肿瘤实验内容

序号	大体标本	序号	组织切片
1	皮肤乳头状瘤	1	皮肤乳头状瘤
2	卵巢黏液性囊腺瘤	2	乳腺纤维腺瘤
3	卵巢浆液性乳头状囊腺瘤	3	子宫平滑肌瘤
4	子宫平滑肌瘤	4	纤维瘤
5	皮下脂肪瘤	5	食管鳞状细胞癌
6	纤维瘤	6	结肠印戒细胞癌
7	海绵状血管瘤	7	乳腺浸润性导管癌（非特殊型）
8	皮肤鳞状细胞癌	8	结肠腺癌
9	阴茎鳞状细胞癌	9	纤维肉瘤
10	结肠腺癌	10	骨肉瘤
11	皮下纤维肉瘤	11	淋巴结内转移癌
12	股骨骨肉瘤		
13	乳腺癌伴同侧腋窝淋巴结转移		
14	肝转移癌		
15	卵巢癌腹膜种植性转移		
16	卵巢囊性畸胎瘤		

（一）肿瘤标本的观察要点

观察、分析肿瘤标本的要点，既是本章的实验要求，也是诊断肿瘤的具体步骤，因此应贯穿于所有肿瘤的学习过程中。

（1）确定肿瘤。肉眼观，肿瘤一般形成明显的肿块（肿物）。注意观察肿块的发生部位、大小、数目、颜色及性状。镜下主要观察瘤细胞。

（2）辨别肿瘤的良、恶性。注意观察肿瘤的生长方式，境界是否清楚，有无包膜，有无出血、坏死及溃疡形成，有无浸润、转移，以及瘤细胞的形态、排列和分化程度等。

（3）给予病理诊断。

（4）对于多部位肿瘤，必须结合组织切片，以确定是单发或多发、原发瘤或转移瘤。

（二）大体标本的观察要点

1. 皮肤乳头状瘤（papilloma of skin）

大体标本可见肿物隆起于皮肤表面，表面（图 5 - 1A）和切面（图 5 - 1B）均呈乳头状。

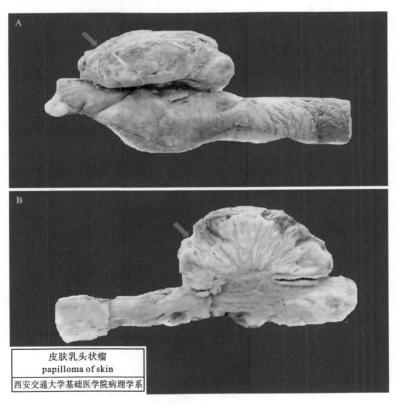

乳头状肿物（↘）。

图 5 - 1　皮肤乳头状瘤

2. 卵巢黏液性囊腺瘤（mucinous cystadenoma of ovary）

肿瘤标本取自卵巢，表面呈灰白色，有包膜。切面见肿瘤为多房囊性，囊腔内充满胶冻状的黏液(图5-2)。

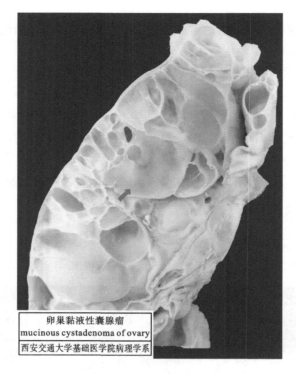

囊腔内充满黏液(↗)。

图5-2 卵巢黏液性囊腺瘤

3. 卵巢浆液性乳头状囊腺瘤(serous papillary cystadenoma of ovary)

肿瘤标本取自卵巢,呈囊性、多房,部分囊内壁有乳头状结构(图5-3)。

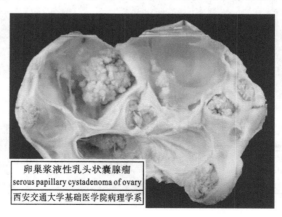

囊腔中的乳头状结构(→)。

图5-3 卵巢浆液性乳头状囊腺瘤

4. 子宫平滑肌瘤(leiomyoma of uterus)

子宫表面可见多个明显突起的结节,位于浆膜下和子宫肌壁内(图 5 - 4A);切面见子宫壁内多个灰白色境界清楚的圆形肿瘤结节,呈编织状结构(图 5 - 4B)。

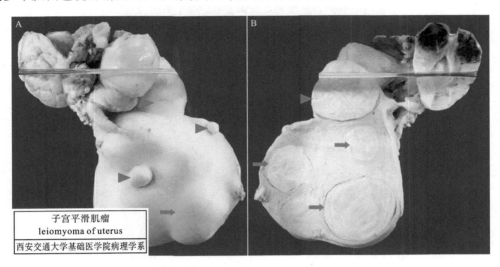

浆膜下肌瘤(▶);肌壁内肌瘤(→)。

图 5 - 4　子宫平滑肌瘤

5. 皮下脂肪瘤(subcutaneous lipoma)

标本为手术完整切除的巨大肿块(图 5 - 5),肿块表面被覆部分皮肤结构,提示肿块位于皮下。肿块呈分叶状,有被膜,质软,切面呈黄色(图 5 - 5A),似脂肪组织。

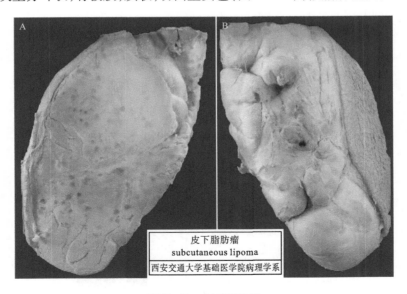

图 5 - 5　皮下脂肪瘤

6. 纤维瘤(fibroma)

标本为手术切除的肿块。肿块表面被有完整的薄膜,切面见瘤组织由灰白色的纤维纵横交错编织而成(图5-6)。

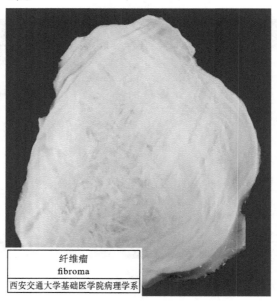

图5-6　纤维瘤

7. 海绵状血管瘤(cavernous hemangioma)

标本为手术切除的肿块,肿块表面可见部分皮肤结构,提示肿块位于皮下。切面可见肿块内有大小不等的腔隙,如蜂窝状(或海绵状),腔隙中充有血液(呈灰黑色)。肿块表面无包膜形成(图5-7)。

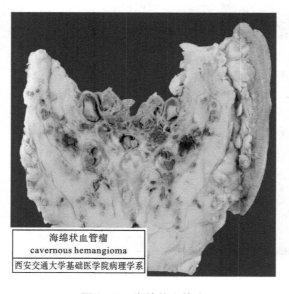

图5-7　海绵状血管瘤

8. 皮肤鳞状细胞癌(squamous cell carcinoma of skin)

标本中皮肤表面见灰白色隆起的瘤结,表面高低不平,似菜花状,中央形成巨大溃疡,边缘向外翻开,如碟皿状(图5-8)。

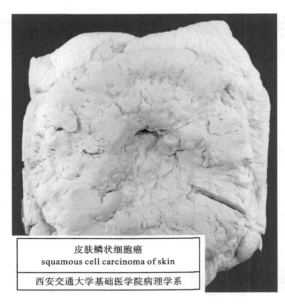

图5-8　皮肤鳞状细胞癌

9. 阴茎鳞状细胞癌(squamous cell carcinoma of penis)

标本为阴茎龟头肿物。阴茎前端已被菜花状瘤块所取代(图5-9A);切面见肿瘤组织呈灰白色,向表面呈乳头状生长,并向深部浸润到海绵体(图5-9B)。

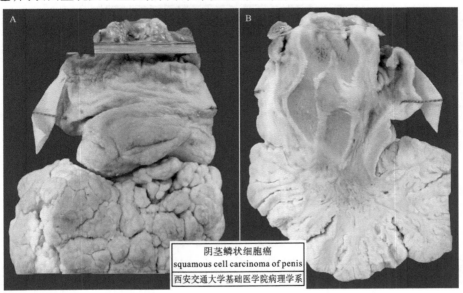

图5-9　阴茎鳞状细胞癌

10. 结肠腺癌(adenocarcinoma of colon)

标本为手术切除的一段结肠,黏膜表面可见一不规则形溃疡,边缘隆起且不整齐,底部不平(图5-10A)。另一结肠癌标本(图5-10B)可见肿瘤从黏膜表面突入肠腔,肿块表面呈绒毛状,切面灰白、质实。

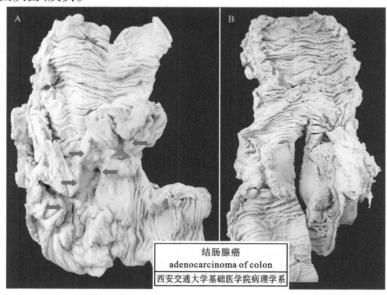

癌性溃疡(→)。

图5-10 结肠腺癌

11. 皮下纤维肉瘤(subcutaneous fibrosarcoma)

肿块表面可见被覆小块皮肤,肿块与周围组织分界不清,切面见瘤组织呈灰红色、湿润,有明显的出血及坏死(图5-11)。

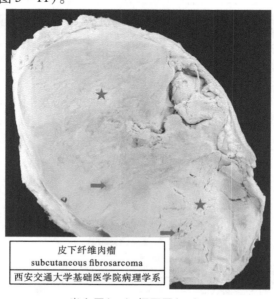

出血区(→);坏死区(★)。

图5-11 皮下纤维肉瘤

12. 股骨骨肉瘤（osteosarcoma of femur）

标本为股骨骨肉瘤（图5-12），可见股骨下段明显增大，切面可见瘤组织呈灰白色，浸润性生长，累及部分骨皮质并向外生长，呈放射状侵入周围软组织（图5-12A）。

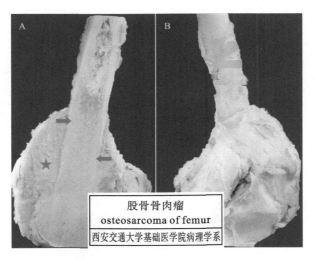

骨皮质破坏（→）；肿瘤长入周围软组织（★）。

图5-12　股骨骨肉瘤

13. 乳腺癌伴同侧腋窝淋巴结转移（carcinoma of breast with ipsilateral axillary lymph node metastasis）

标本为手术切除的乳房。乳房表面的皮肤呈橘皮状，乳头下陷；切面可见灰白色不规则形肿块，如蟹足状向周围生长。同侧腋窝淋巴结肿大，淋巴结切面呈灰白色、干燥，与乳房内肿块性状相近（图5-13）。（正常淋巴结切面呈灰红色，湿润，有光泽）

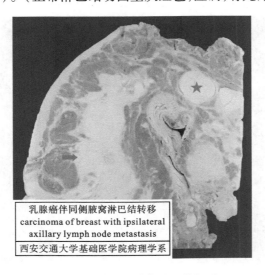

癌肿（→）；肿大的腋窝淋巴结（★）。

图5-13　乳腺癌伴同侧腋窝淋巴结转移

14. 肝转移癌(metastatic carcinoma in liver)

肝表面及切面可见数个大小不等的灰白色瘤结节,边界清楚(图5-14)。观察肝表面,可见有的瘤结节中央下陷,形成"癌脐"。(该肝脏标本取自胰腺癌患者)

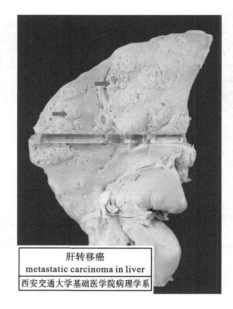

转移灶(→)。

图5-14 肝转移癌

15. 卵巢癌腹膜种植性转移(peritoneal implant metastasis due to ovary carcinoma)

标本为卵巢癌患者尸检时切取的一段肠管,肠壁浆膜面及大网膜内布满米粒至黄豆大的结节(图5-15)。结节切面多呈灰白色,也可呈灰黑色(图5-15B)。

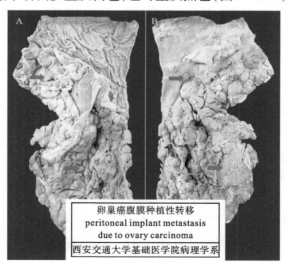

肿瘤结节(→)。

图5-15 卵巢癌腹膜种植性转移

16.卵巢囊性畸胎瘤(cystic teratoma of ovary)

标本为取自卵巢的肿块,表面凹凸不平(图5-16A),切面呈囊性、多房,囊内容物可见皮脂、毛发团(均被移出置于一侧),囊壁一侧较厚,可见一牙齿自囊壁长出(图5-16B)。

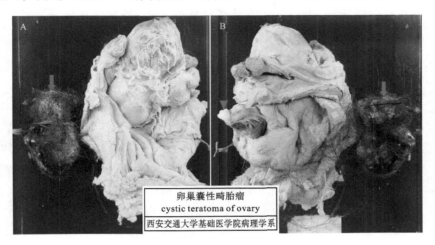

皮脂、毛发团(↓);牙齿(▼)。

图5-16　卵巢囊性畸胎瘤

(三)组织切片的观察要点

1.切片32号

切片32号为皮肤组织。可见部分表皮增生、向表面呈多数乳头状突起,乳头的中轴为毛细血管及纤维结缔组织,表面被覆的上皮细胞层次增多,但分化良好,细胞核染色、细胞形态及排列与正常表皮细胞近似,瘤组织与正常组织分界明显,无浸润性生长(图5-17)。

病理诊断:＿＿＿＿＿＿＿＿＿＿＿

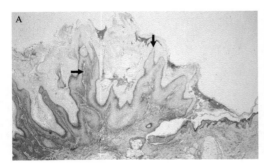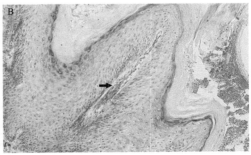

乳头状结构(↓)和位于乳头中轴的间质(→)。

图5-17　切片32号(HE染色,A. 40×,B. 200×)

2. 切片 104 号

切片 104 号为乳房包块手术活检组织。组织块呈圆形,周边有完整的纤维包膜,包膜内组织由分支的腺管状结构及纤维组织构成,可见明显的终末导管小叶单位(图 5 – 18A);大部分腺管状结构有两层细胞,内层为立方状或柱状腺上皮,外层为胞质透亮的肌上皮细胞(图5 – 18B),细胞分化良好,无明显异型性。

病理诊断:＿＿＿＿＿＿＿＿＿＿＿＿

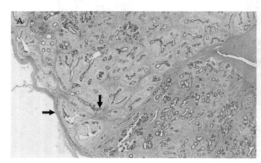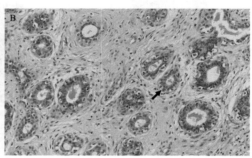

纤维包膜(→);终末导管小叶单位(↓);腺管上皮细胞(↗)。

图 5 –18 切片 104 号(HE 染色,A. 40 ×,B. 200 ×)

3. 切片 31 号

切片 31 号为子宫组织。肉眼见切片组织内有一扇形肿瘤结节,与周围组织界限清楚。镜下可见瘤组织与正常平滑肌相似,但是排列紊乱,瘤细胞和纤维成分排列成束,纵横交错,呈编织状;瘤细胞核细长、淡染,有核周空泡,偶见腊肠样胞核(图 5 –19)。

病理诊断:＿＿＿＿＿＿＿＿＿＿＿＿

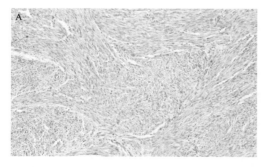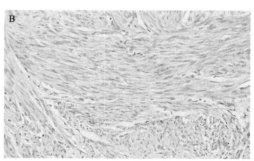

图 5 –19 切片 31 号(HE 染色,A . 100 ×,B. 200 ×)

4. 切片 25 号

切片 25 号为皮下肿瘤组织。肿瘤组织由胶原纤维和成纤维细胞样瘤细胞构成,其间质为血管及其周围的少量疏松结缔组织。瘤细胞和纤维成分排列成束,互相交错(图 5 –20)。

病理诊断:＿＿＿＿＿＿＿＿＿＿＿＿

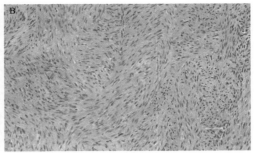

图 5-20 切片 25 号(HE 染色,A.40×,B. 100×)

5. 切片 37 号

切片 37 号为食管组织。可见大部分管壁黏膜层(Mu)结构消失、局部黏膜下层(SM)和肌层(M)被瘤组织破坏、取代;瘤组织内形成大小及形状不一的瘤细胞团(癌巢),癌巢之间有少许间质结缔组织。部分癌巢中央可见角化珠,其周围的细胞颇似棘状细胞,最外层者似基底细胞。瘤细胞有明显的异型性(图 5-21)。

病理诊断:＿＿＿＿＿＿＿＿＿＿＿

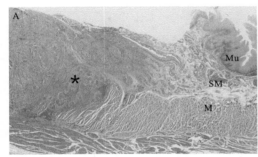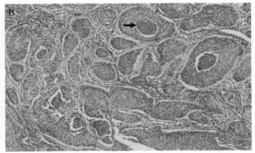

肿瘤组织(★);角化珠(→)。

图 5-21 切片 37 号(HE 染色,A. 40×,B. 100×)

6. 切片 66 号

切片 66 号为结肠组织。可见大部分肠壁已被瘤组织破坏、取代,部分区域可见瘤组织自黏膜层(Mu)向深部生长并已侵及肌层(M)。瘤组织内分泌大量黏液,形成"黏液湖";部分区域可见腺管结构,部分瘤细胞呈印戒状,漂泊于黏液湖中(图 5-22)。

病理诊断:＿＿＿＿＿＿＿＿＿＿＿

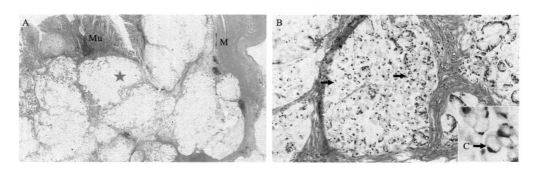

黏液湖(★);印戒细胞(→)。

图 5 –22　切片 66 号(HE 染色,A. 10 ×,B. 100 ×,C. 400 ×)

7. 切片 45 号

切片 45 号为乳房包块手术活检组织。可见皮下深部乳腺组织被肿瘤组织破坏、取代。瘤组织内可见瘤细胞排列成条索状和团块状(癌巢),未见腺管状结构;瘤细胞大致呈立方体,胞核大小不一,有明显的核仁;癌巢之间有多少不一的间质结缔组织(图 5 –23)。

病理诊断:＿＿＿＿＿＿＿＿＿＿＿＿＿

图 5 –23　切片 45 号(HE 染色,A. 100 ×,B. 200 ×)

8. 切片 41 号

切片 41 号为结肠组织。可见部分肠壁增厚,局部黏膜层(Mu)已完全被瘤组织破坏和取代,黏膜下层(SM)尚未被完全取代。瘤细胞排列成腺管样结构,但腺管的大小、形状、细胞层次不一致。瘤细胞有明显的异型性,部分瘤细胞坏死(图 5 –24)。

病理诊断:＿＿＿＿＿＿＿＿＿＿＿＿＿

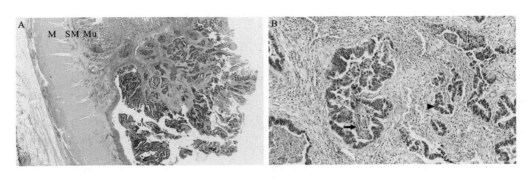

肿瘤组织(★);瘤细胞(▶);
部分瘤细胞坏死(→)。

图5-24　切片41号(HE染色,A. 10×,B. 100×)

9. 切片28号

切片28号为肿瘤组织。肿瘤组织呈束状,交错排列。瘤细胞与成纤维细胞相似,呈梭形,胞质较少,着淡红色,核大,呈长圆形,有核仁,其大小、形态略不一致,一般着色较深,可见核分裂象,瘤细胞间有少量胶原纤维(图5-25)。

病理诊断:＿＿＿＿＿＿＿＿＿＿＿＿

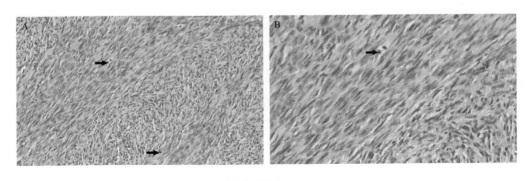

核分裂象(→)。

图5-25　切片28号(HE染色,A. 200×,B. 400×)

10. 切片29号

切片29号为骨组织。应重点观察肿瘤细胞的异型性,尤其是肿瘤细胞的多形性。镜下见瘤细胞大小、形态不一,有瘤巨细胞。瘤细胞着色不一,一般较深。核浆比例失调,核较大,深染,染色质凝聚呈不规则团块状,有的可见红色核仁,有多数核分裂象。瘤细胞排列弥散,瘤细胞与间质相混杂。另可见类骨质和软骨组织结构,部分软骨已钙化(图 5 – 26)。

病理诊断:＿＿＿＿＿＿＿＿＿＿＿＿＿

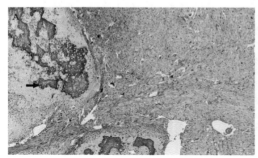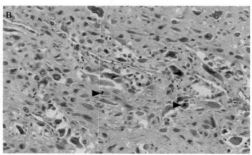

软骨钙化(→);核分裂象(▶)。

图 5 – 26 切片 29 号(HE 染色,A. 40 ×,B. 100 ×)

11. 切片 38 号

切片 38 号为淋巴结组织。部分淋巴结结构已被瘤组织所破坏。瘤细胞异型性明显,大部分呈巢状排列,部分瘤细胞散在于淋巴窦中(图 5 – 27)。

病理诊断:＿＿＿＿＿＿＿＿＿＿＿＿＿

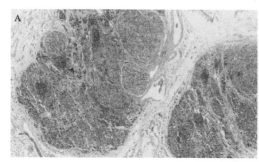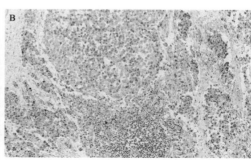

图 5 – 27 切片 38 号(HE 染色,A. 20 ×,B. 100 ×)

【思考题】

(1)如何区别瘤性肿块与非瘤性肿块(可从患者病史、标本肉眼及镜下特点等方面阐述)?

(2)纤维瘤、平滑肌瘤、神经鞘瘤、神经纤维瘤、纤维肉瘤的组织异型性有何相似之处?

(3)腺瘤和腺癌的组织异型性有何异同?

(4)良性肿瘤和恶性肿瘤的病理特点有何不同?

(5)送检骨肿瘤患者的标本时,为什么要提供 X 线影像资料?

(6)外科医生检查乳房肿块时,为什么要触诊患者的腋窝淋巴结?

（7）良、恶性肿瘤对局部和全身的影响有何不同？

（8）癌和肉瘤在镜下的最根本区别是什么？

（9）哪些肿瘤的发生已确定与遗传因素有关？

（10）试比较良、恶性肿瘤的生物学行为。

（11）如何区分腺癌、鳞状细胞癌和肉瘤？

（12）如何区分肿瘤的直接蔓延和转移扩散？

（13）简述原位癌的定义。

（14）简述肿瘤分期的 TNM 系统。

（15）什么是肿瘤的分级与分期？

（16）什么是癌基因和抑癌基因？

（17）什么是肿瘤的驱动型突变？

（18）简述肿瘤的单克隆性。

【病例分析】

女性尸体，终年 67 岁，生前腹胀 2 年。经手术探查，诊断为卵巢乳头状浆液性囊腺癌。术后 1 个月，患者突发呼吸急促，经抢救无效后死亡。尸检发现腹腔内大量腹水，多达 4L，腹膜表面分布许多小的质硬瘤结节。

请分析：

（1）尸检所见瘤结节的发生机制是什么？

（2）瘤结节与卵巢乳头状浆液性囊腺癌有何关系？

（王一理）

第六章　心血管系统疾病

【实验目的】

（1）掌握动脉粥样硬化的基本病理变化。

（2）掌握冠状动脉粥样硬化的病变特点，冠心病的病理变化及心肌梗死的主要并发症。

（3）掌握高血压病的基本病理变化和重要脏器的病变特点。

（4）掌握风湿性心脏病和细菌性心内膜炎的病理变化及其临床病理联系。

（5）掌握慢性心瓣膜病的病理变化及其对血流动力学的影响。

（6）了解心肌炎、心肌病、克山病及先天性心脏病的病变特征。

【实验内容】

实验内容见表 6-1。

表 6-1　心血管系统疾病实验内容

序号	大体标本	序号	组织切片
1	主动脉粥样硬化（Ⅰ、Ⅱ、Ⅲ期）	1	主动脉粥样硬化
2	冠状动脉粥样硬化伴心肌梗死	2	冠状动脉粥样硬化
3	脑动脉粥样硬化	3	良性高血压之肾
4	腹主动脉夹层动脉瘤	4	恶性高血压之肾
5	高血压心脏病	5	风湿性全心炎
6	原发性颗粒性固缩肾	6	克山病之心脏
7	高血压脑出血		
8	风湿性心内膜炎		
9	慢性风湿性心瓣膜病		
10	克山病之心脏		

（一）大体标本观察要点

1. 主动脉粥样硬化（aortic atherosclerosis）（Ⅰ、Ⅱ、Ⅲ期）

标本为腹主动脉，其内膜面有散在的浅黄色、微隆起的斑点及条纹（图6-1A），此为脂质条纹改变（早期）。另一腹主动脉标本，可看到一些大小不等、灰白色、蜡滴状、隆起于内膜表面的病灶（图6-1B），此为纤维斑块。还可见一些大小不等的褐黄色病灶，有的病灶表面破溃形成溃疡，其切面可见内膜中有较多黄褐色的粥样物质。部分病灶可见石灰样钙化灶。

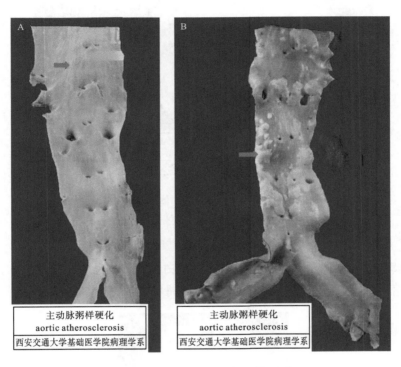

A. 脂质条纹（→）；B. 纤维斑块（→）。

图6-1　主动脉粥样硬化

2. 冠状动脉粥样硬化伴心肌梗死（coronary atherosclerosis with myocardial infarction）

冠状动脉纵行剖开，近冠状动脉开口处内膜面有灰黄色、隆起的粥样病灶，管腔变窄。心脏体积增大，左心室扩张，左心室前壁近心尖部及室间隔处心肌变薄，呈灰白色，界限不清（图6-2）。主动脉内膜面亦可见多个粥样硬化斑块病变。

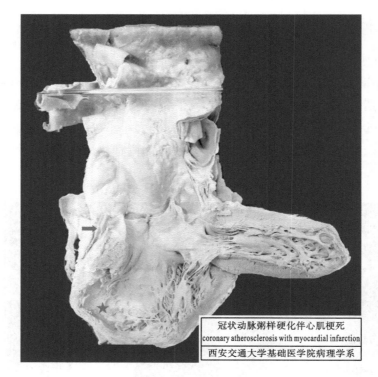

冠状动脉(→)和梗死区(★)。

图 6-2　冠状动脉粥样硬化伴心肌梗死

3. 脑动脉粥样硬化(cerebral artery atherosclerosis)

脑底动脉环及大脑中动脉的管壁僵直,可见灰白色或灰黄色粥样硬化病灶,致使血管粗细不均,颜色不一(图 6-3),横切面可见管壁呈新月状增厚,管腔变狭窄。

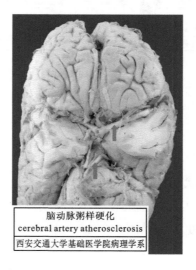

管壁僵直的脑底动脉和大脑中动脉(↑)。

图 6-3　脑动脉粥样硬化

4.腹主动脉夹层动脉瘤(abdominal aortic dissection aneurysm)

腹主动脉内膜可见不同程度的粥样硬化病灶,局部动脉壁明显增厚并被分裂形成大的病理性腔隙,此为主动脉夹层,其内有血栓形成。腔隙的外侧壁有一破口,周围脂肪组织中有出血(图6-4)。

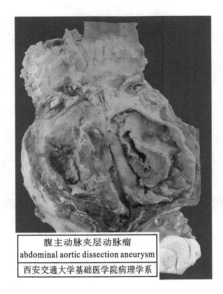

粥样硬化斑块病变(↘);主动脉夹层(→);腹主动脉管腔(★)。

图6-4　腹主动脉夹层动脉瘤

5.高血压心脏病(hypertensive heart disease)

心脏体积增大,左室壁显著增厚,心腔略有缩小,乳头肌、肉柱明显增粗(图6-5)。

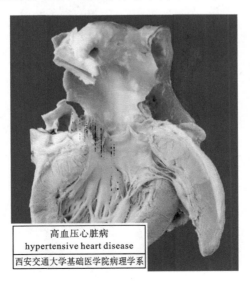

图6-5　高血压心脏病

6. 原发性颗粒性固缩肾（primary granular atrophy of kidney）

肾体积缩小，表面呈细颗粒状，可见潴留囊肿（图6-6A）；切面皮质变薄，皮髓质分界不清；可见弓形动脉或叶间动脉管壁增厚；肾盏周围有较多的脂肪组织填充（图6-6B）。

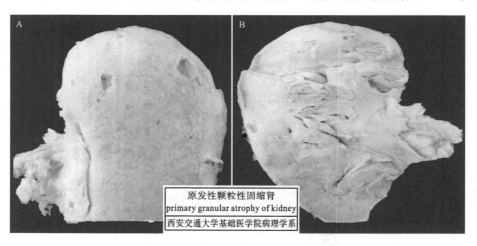

图6-6　原发性颗粒性固缩肾

7. 高血压脑出血（hypertensive cerebral hemorrhage）

标本为部分大脑，其切面见内囊、基底节处有一灰黑色出血区（由固定液所致，新鲜出血灶呈暗红色）（图6-7）。

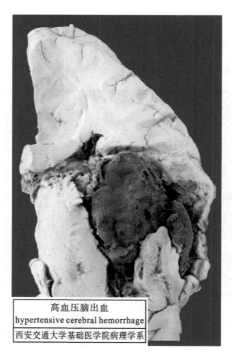

图6-7　高血压脑出血

8. 风湿性心内膜炎(rheumatic endocarditis)

主动脉瓣和二尖瓣瓣膜的闭锁缘上,有一排小米粒大的灰黄色疣状赘生物。左心室腔扩大,心尖变钝圆,乳头肌及肉柱变扁(图6-8)。

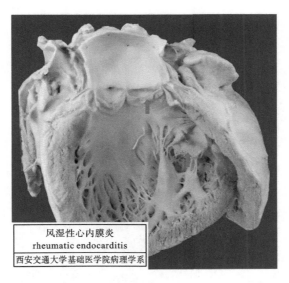

主动脉瓣和二尖瓣瓣膜闭锁缘上的疣状赘生物(↑)。

图6-8　风湿性心内膜炎

9. 慢性风湿性心瓣膜病(chronic rheumatic valvular disease)

主动脉瓣明显增厚、变硬,瓣膜边缘明显增厚、卷曲;二尖瓣增厚,腱索融合、增粗。心脏体积增大,左心室腔扩大,心室壁增厚,乳头肌、肉柱肥大(图6-9)。

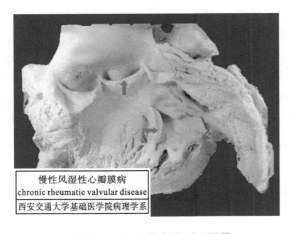

二尖瓣(→)和主动脉瓣(↑)增厚。

图6-9　慢性风湿性心瓣膜病

10. 克山病之心脏（heart with Keshan disease）

心脏体积增大，呈球状，心尖钝圆，心腔扩张，心肌壁内见大小不等的白色点状病灶。这些病灶透过心内膜也清晰可见（图6－10）。

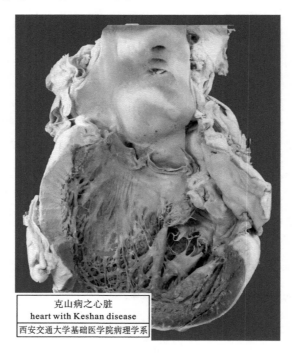

心肌内灰白色的坏死灶（→）。

图6－10　克山病之心脏

（二）组织切片观察要点

1. 切片36B号

36B号为主动脉切片。动脉内膜明显增厚，一些增厚的动脉内膜破溃形成溃疡，表面有红细胞附着，深部及周围可见淡红染的无结构坏死组织、胆固醇结晶（针状或裂隙状空隙）和少量炎细胞（图6－11）；动脉中膜和外膜结构清楚。部分增厚的动脉内膜被切碎，可见表面残存的纤维帽和深部的粥样病灶及钙化灶（图6－11A）。

病理诊断：＿＿＿＿＿＿＿＿＿＿＿＿＿＿

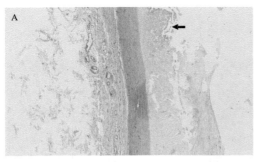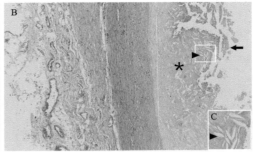

斑块表面纤维帽破裂形成的粥瘤性溃疡(←)；
斑块内无定型物质(★)和胆固醇结晶留下的空隙(▶)。
图6-11　切片36B号(HE染色,A. 20×,B. 40×,C. 200×)

2. 切片36D号

36D号为冠状动脉横断面切片。可见冠状动脉内膜明显增厚,管腔狭窄呈裂隙状。增厚的内膜表面可见玻璃样变的纤维组织,深部可见淡红染的无结构坏死组织及胆固醇结晶(针状空隙)、深蓝色钙化区和少量炎细胞(图6-12)。

病理诊断:＿＿＿＿＿＿＿＿＿＿＿

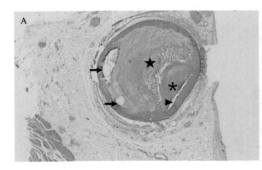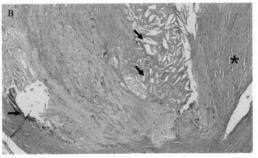

裂隙状的管腔(▶);玻璃样变的纤维组织(★);
淡红染的无结构坏死组织(★);
胆固醇结晶留下的空隙(↘);钙化(→)。
图6-12　切片36D号(HE染色,A.10×,B.40×)

3.切片50A号

切片50A号为肾组织。部分肾小球入球动脉管壁增厚,内皮下有均质、红染的玻璃样物质沉积,较大的小叶间动脉内膜纤维性增厚。部分肾小球萎缩、纤维化甚至玻璃样变,其周围的肾小管萎缩甚至消失;间质增生,有炎细胞浸润,其周围可见肾小球增大,肾小管扩张

（请思考原因）（图6-13）。

病理诊断：＿＿＿＿＿＿＿＿＿＿

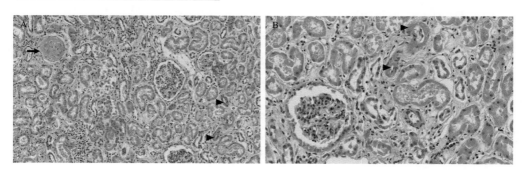

纤维化的肾小球（→）和玻璃样变的细动脉（▶）。

图6-13 切片50A号（HE染色，A.100×，B.200×）

4. 切片50B号

切片50B号为肾组织。部分肾小球萎缩、纤维化，相应肾小管萎缩；部分肾小球增大，肾小管扩张伴较多管型形成；部分肾小球入球动脉和（或）球丛毛细血管壁发生纤维素样坏死，其特点为血管壁结构破坏、红染，呈颗粒状、丝状或碎片状；部分肾小球球囊腔内及肾小管中可见红细胞。部分小叶间动脉壁内膜明显增厚、纤维化，形成洋葱皮样改变。部分肾小管上皮细胞坏死、脱落；肾间质血管充血、水肿，有炎细胞浸润（图6-14）。

病理诊断：＿＿＿＿＿＿＿＿＿＿

小动脉壁内膜增厚，呈洋葱皮样（→）；细动脉或球丛毛细血管壁纤维素样坏死（▶）。

图6-14 切片50B号（HE染色，A.100×，B.200×）

5. 切片49号

切片49号为心肌组织。心肌间质小血管旁有一些圆形或梭形病灶（肉芽肿）（图6-15A），病灶中央可见红染无结构的颗粒状的纤维素样坏死碎片，其周围有许多体积大、呈圆形或多边形的细胞,胞质丰富,弱嗜碱性,有一个或多个胞核,核大,核膜清楚,染色质常浓集于核中心,呈枭眼状或毛虫状,部分细胞核固缩。病灶内有少量淋巴细胞、单核细胞及浆细胞浸润,病灶外周可见少量成纤维细胞(图6-15B)。心内膜、心外膜亦可看到相同病灶。心外膜可见充血、水肿及少量炎细胞浸润。

病理诊断:_____

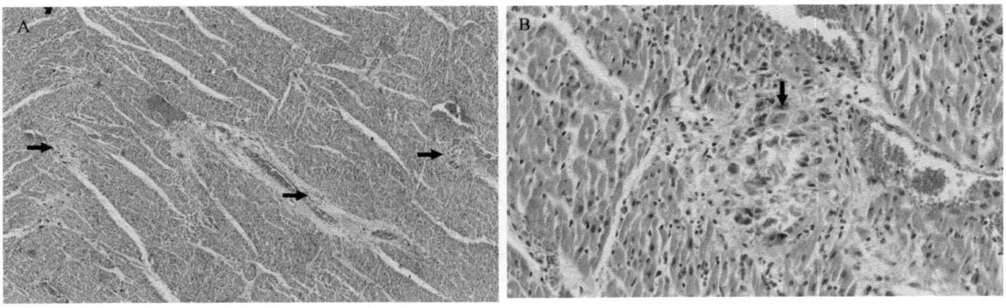

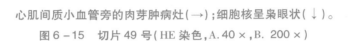

心肌间质小血管旁的肉芽肿病灶(→);细胞核呈枭眼状(↓)。

图6-15 切片49号(HE染色,A.40×,B. 200×)

6. 切片100号

切片100号为心肌组织。心肌组织内散在多个大小不一、形状不规则、淡染的病灶(图6-16A和图6-16B),病灶内心肌纤维溶解、消失,仅存网状支架,小血管充血,有少量炎细胞浸润。少数病灶中央网状支架塌陷、纤维化,其周围可见凝固性坏死的心肌纤维。

病理诊断:_____

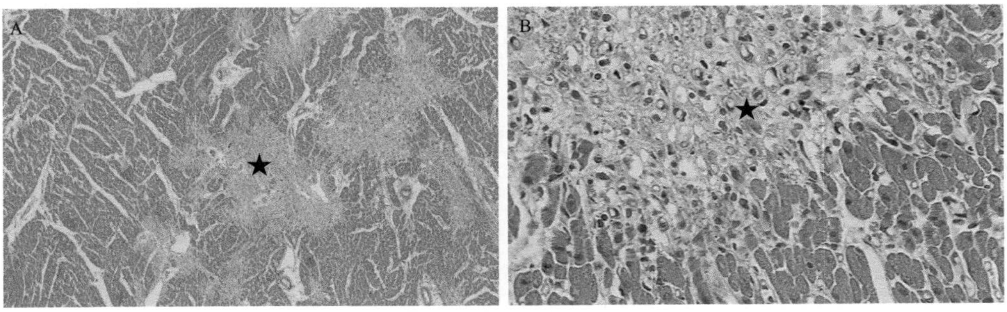

心肌中散在的坏死病灶(★)。

图6-16 切片100号(HE染色,A.40×,B. 400×)

【思考题】

(1)为什么主动脉粥样硬化形成的粥样斑块与冠状动脉粥样硬化形成的粥样斑块形状不同?

（2）原发性高血压引起各器官病理变化的病理生理基础是什么？

（3）链球菌感染后，有些人会发生急性风湿病，有些人则发生急性肾小球肾炎，二者很少发生于同一患者，为什么？

（4）细菌性心内膜炎与风湿性心内膜炎病理学特点有何异同？

【 病例分析 】

患者，女，23 岁。发热、腰痛 10 天。患者曾于 4 年前感冒发热后出现干活易疲劳，走路快时心慌、气短等症状。

查体：体温（T）38.1℃，脉搏（P）140 次/分，血压（BP）110/70mmHg。急性病容，全身皮肤有多处出现瘀斑及出血点。两侧扁桃体肿大，双肺可闻及湿性啰音，心尖区可闻及双期杂音，肝下缘位于肋下 2.5cm 处，脾未触及，肾区叩击痛（＋），双下肢水肿。血常规：白细胞（WBC）9.8×10^9/L，中性粒细胞百分比（N%）84%，淋巴细胞百分比（L%）16%。

请分析：

（1）该疾病的发展过程。

（2）试用病理学知识解释该患者的主要临床症状和体征。

（崔　刚）

第七章 呼吸系统疾病

【实验目的】

(1)掌握大叶性肺炎、小叶性肺炎及间质性肺炎的病理变化及临床病理联系。

(2)掌握慢性支气管炎、肺气肿、肺心病的病理变化及发病机制。

(3)掌握肺癌的临床病理特点。

【实验内容】

实验内容见表 7-1。

表 7-1 呼吸系统疾病实验内容

序号	大体标本	序号	组织切片
1	大叶性肺炎	1	大叶性肺炎(灰色肝样变期)
2	小叶性肺炎	2	小叶性肺炎
3	支气管扩张症	3	间质性肺炎
4	腺泡中央型肺气肿	4	肺气肿
5	肺癌	5	肺腺癌
		6	小细胞肺癌

(一)大体标本的观察要点

1. 大叶性肺炎(lobar pneumonia)

整个肺上叶明显肿大、膨出,质地变实,切面灰黄色,呈细颗粒状,颗粒脱落后遗留细小网眼即肺泡腔(图 7-1A);脏层胸膜(肺膜)表面可见灰白色膜样纤维素性渗出物覆盖(图 7-1B)。

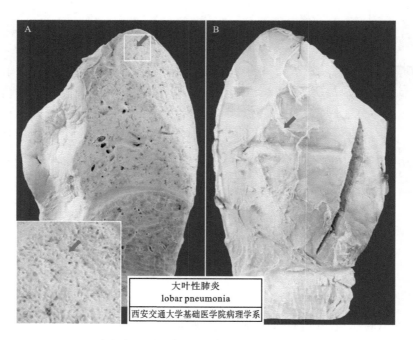

肺泡腔(红色↙);纤维素渗出物(绿色↙)。

图7-1　大叶性肺炎

2. 小叶性肺炎(lobular pneumonia)

肺表面可见灰黄色略隆起的病灶,其大小不等,分布不均,可呈片状(图7-2A);切面病灶形状不规则,色灰黄,质实,中央常见细小的孔隙(图7-2B)(请思考原因)。

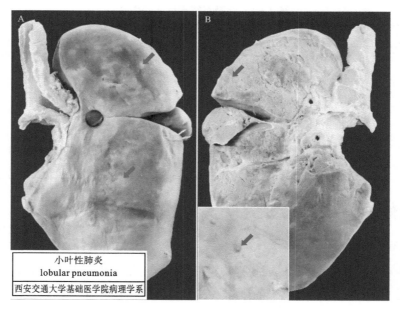

实变病灶(红色↙);病灶内的细小孔隙(绿色↙)。

图7-2　小叶性肺炎

3. 支气管扩张症(bronchiectasis)

三个肺标本的切面均可见支气管明显扩张,呈柱状或囊状(图7-3),支气管壁明显增厚(图7-3B),其黏膜表面可见皱襞形成(图7-3A,7-3C)。

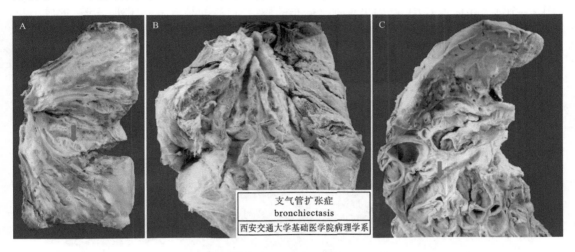

扩张的支气管(↓);增厚的支气管壁(↙)。

图7-3　支气管扩张症

4. 腺泡中央型肺气肿(centriacinar emphysema)

标本来自两个个体。肺体积均不同程度变大,表面光滑。切面肺组织呈海绵状,肺泡呈弥漫性扩张,个别肺泡扩张明显呈小囊状(图7-4)。

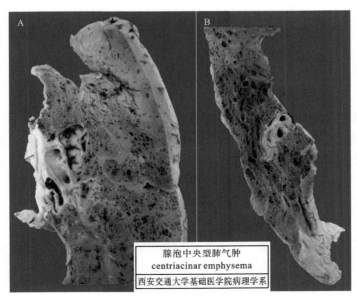

肺泡壁破坏融合形成囊状结构(↙)。

图7-4　腺泡中央型肺气肿

5.肺癌(carcinoma of lung)

标本来自三个不同个体。在标本 A 中,肺门处可见一巨大灰白色不规则的瘤体,其邻近的支气管壁增厚、管腔狭窄(图 7 – 5A)。在标本 B 中,靠近肺膜处有一不规则形灰白色瘤体(图 7 – 5B)。在标本 C 中,肺内可见弥漫分布的瘤结节,有的结节中心坏死、崩解,形成小腔(图 7 – 5C)。

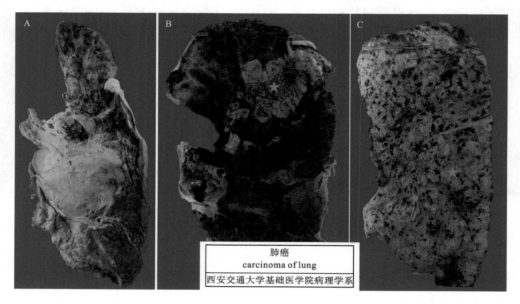

肺癌
carcinoma of lung
西安交通大学基础医学院病理学系

中央型肺癌   周围型肺癌   弥漫型肺癌

瘤结节(★)。

图 7 – 5　肺癌

(二)组织切片的观察要点

1. 切片 54 号

切片 54 号为肺组织。肺泡轮廓清楚,肺泡腔内充满大量红染丝条状物(渗出的纤维素)、多量中性粒细胞和少许巨噬细胞(图 7 – 6A),部分纤维素穿过肺泡孔(图 7 – 6 B)。肺泡壁毛细血管受压呈贫血状。细小支气管病变不明显。部分区域肺膜表面可见纤维素性渗出物。

病理诊断:＿＿＿＿＿＿＿＿＿＿＿＿＿＿＿

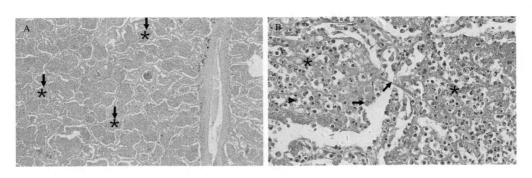

肺泡隔(↓);肺泡腔内渗出物(★);纤维素穿过肺泡孔(↗);中性粒细胞(▶);巨噬细胞(→)。

图7-6 切片54号(HE 染色,A. 40×,B. 200×)

2. 切片55号

切片55号为肺组织。肺组织内可见多个实变病灶散在分布,常以细支气管为中心;细支气管管壁充血、水肿,有炎细胞浸润,管腔内充满多数中性粒细胞及脱落上皮细胞,其周围的肺泡腔内可见多少不等的脓性渗出物或粉红染浆液性渗出物;肺泡壁增厚、充血及炎细胞浸润,部分肺泡壁结构不清;病灶外周的肺组织呈代偿性肺气肿改变(图7-7)。

病理诊断:_____

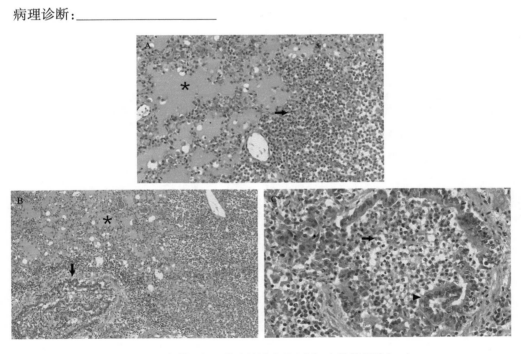

病变的细支气管(↓);浆液性渗出物(★);中性粒细胞(→);
支气管黏膜上皮(▶)。

图7-7 切片55号(HE 染色,A. 100×,B. 200×,C. 400×)

3. 切片 60 号

切片 60 号为肺组织。可见肺泡隔明显增宽,肺泡隔及细支气管周围肺间质内有大量炎细胞浸润,以单个核炎细胞为主,肺泡腔内不含炎性渗出物或仅有少量浆液(图 7 − 8)。

病理诊断:_____

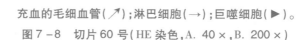

充血的毛细血管(↗);淋巴细胞(→);巨噬细胞(▶)。

图 7 − 8　切片 60 号(HE 染色,A. 40 ×,B. 200 ×)

4. 切片 109 号

标本为肺组织。肺泡腔明显扩张,间隔变窄(图 7 − 9A)、断裂(图 7 − 9B)并融合成较大的囊腔。

病理诊断:_____

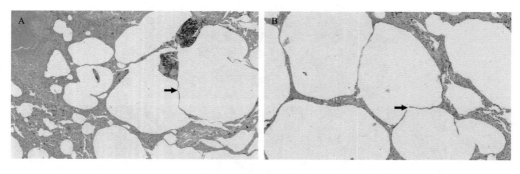

变窄和断裂的肺泡间隔(→)。

图 7 − 9　切片 109 号(HE 染色,A. 40 ×,B. 100 ×)

5. 切片 34 号

标本为肺组织。原有肺泡轮廓尚在(图 7 − 10A),但肺泡内壁衬以柱状肿瘤细胞,呈单层或多层排列(图 7 − 10B),可呈乳头状向腔内生长。肿瘤组织内可见坏死灶。

病理诊断:_____

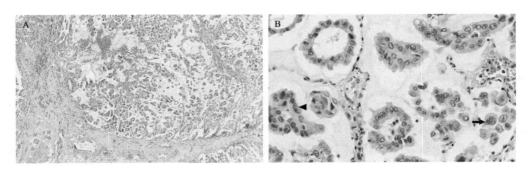

瘤细胞(◀);多核瘤细胞(→)。

图7－10　切片34号(HE染色,A. 40×,B. 200×)

6. 切片72号

标本为肺组织。大部分肺组织结构已被肿瘤组织破坏取代(图7－11A),瘤细胞较小,呈圆形或椭圆形,胞质少,核圆形或短梭形,深染,似淋巴细胞,但细胞体积较淋巴细胞大;瘤细胞排列成巢状,细胞巢之间有少许间质(图7－11B)。瘤组织内可见坏死(图7－11A)。

病理诊断:_____

坏死灶(★);肿瘤间质(↑);瘤细胞巢(▶)。

图7－11　切片72号(HE染色,A. 40×,B. 200×)

【思考题】

(1)大叶性肺炎与小叶性肺炎有何异同?

(2)慢性支气管炎和肺气肿最终会引起何种并发症?

(3)肺气肿时,肺内含气量增多,患者为何还有缺氧表现?

(4)肺气肿引起的肺源性心脏病患者,当发生呼吸道感染时,为什么易引起心力衰竭症状加重?

(5)支气管被覆假复层纤毛柱状上皮,为什么会发生鳞癌?

(6)周围型肺癌与中央型肺癌患者的临床表现和预后有何不同?

【病例分析】

患者，男，20 岁。发热、咳嗽、胸痛 3 天。3 天前患者受凉后出现全身酸痛、乏力，继而出现持续高热，咳少量铁锈色痰，胸痛，遂前来就诊。

查体：T 37.4℃，P 120 次/分，呼吸（R）40 次/分，BP 80/52mmHg。急性面容，神情烦躁，面色灰暗，鼻翼扇动，口唇发绀。右胸呼吸运动受限，同侧第 4 前肋以下语颤增强，叩诊浊音，呼吸音减弱，呈管状呼吸音，未闻及啰音。心浊音界不大，心音低钝，律齐，无杂音。腹平软，无压痛及反跳痛，肝、脾均未扪及，肠鸣音正常。血常规：血红蛋白（Hb）140g/L；WBC 22.5×10^9/L；N% 88%，L% 12%；核左移。胸透见右下肺大片均匀致密阴影。

请分析：

（1）本病的诊断及诊断依据是什么？

（2）本病应与哪些疾病相鉴别？

（赵长安）

第八章　消化系统疾病

【实验目的】

(1)掌握慢性萎缩性胃炎的病变特点。

(2)掌握消化性溃疡的病变特点、结局及并发症。

(3)掌握病毒性肝炎和肝硬化的病因、发病机制、病理变化、类型和临床病理联系。

(4)掌握食道癌、胃癌、结直肠癌和肝癌的病理变化和临床病理联系。

【实验内容】

实验内容见表 8 – 1。

表 8 – 1　消化系统疾病实验内容

序号	大体标本	序号	组织切片
1	胃黏膜出血	1	慢性萎缩性胃炎
2	胃消化性溃疡（或合并穿孔）	2	胃消化性溃疡
3	急性重型肝炎	3	急性病毒性肝炎
4	小结节性肝硬化	4	急性重型肝炎
5	大结节性肝硬化	5	肝硬化
6	食管静脉曲张	6	原发性肝癌
7	食管癌	7	慢性乙型肝炎
8	胃癌		
9	结直肠癌		
10	原发性肝癌		

（一）大体标本的观察要点

1. 胃黏膜出血(gastric mucosal hemorrhage)

胃黏膜可见许多黑褐色出血点，散在分布，伴出血点处黏膜浅表缺损（糜烂）形成（图8-1）。

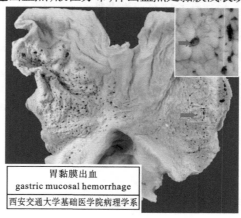

出血伴糜烂灶(→)。

图8-1　胃黏膜出血

2. 胃消化性溃疡（或合并穿孔）(gastric peptic ulcer or with perforation)

标本为外科手术切除的部分胃，已沿大弯侧剖开。幽门部小弯侧胃黏膜有一直径约0.7cm的深在缺损（溃疡）。溃疡呈圆形，边缘整齐，底部平坦、洁净。溃疡周围黏膜皱襞呈放射状向溃疡集中（图8-2A）。溃疡穿透胃壁造成穿孔（图8-2B），其浆膜面可见一些灰白色物质被覆（什么物质？）（图8-2C）。

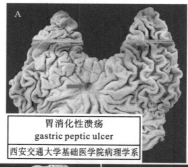

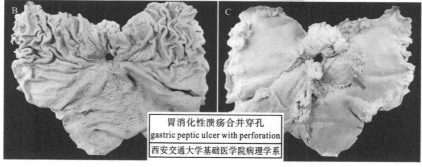

溃疡(→)；灰白色物质(↖)。

图8-2　胃消化性溃疡（或合并穿孔）

3. 急性重型肝炎(acute severe hepatitis)

肝体积明显缩小,重量减轻,被膜皱缩,肝边缘变锐利,质地柔软,呈黄褐色,也称为急性黄色肝萎缩(图8-3)。由于病变严重,患者死亡率高,临床上将本型肝炎称为暴发型肝炎。

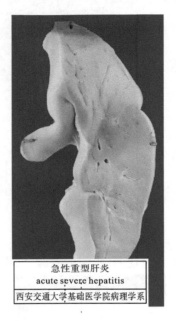

图8-3　急性重型肝炎

4. 小结节性肝硬化(micronodular cirrhosis)

肝体积缩小,重量减轻,质地变硬,表面和切面布满结节。结节较小,直径多在3mm以下,大小一致,呈黄褐色;结节周围被纤细的灰白色结缔组织分隔包绕(图8-4)。

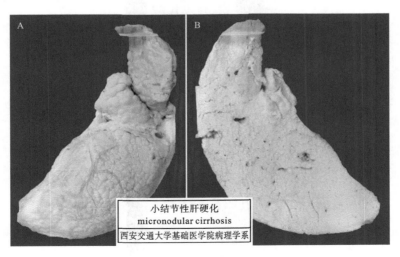

图8-4　小结节性肝硬化

5. 大结节性肝硬化（macronodular cirrhosis）

肝体积缩小,重量减轻,质地变硬,表面和切面均布满结节。结节较大,大小不等(直径0.5~1.0cm),呈黄褐色;结节间的纤维间隔较宽且宽窄不一(图8-5)。

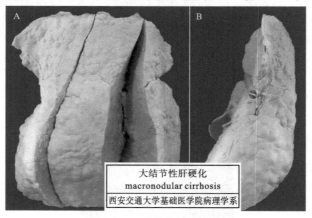

图8-5 大结节性肝硬化

6. 食管静脉曲张（esophageal varices）

食管下段黏膜面可见数条紫蓝色迂曲、扩张的静脉,已塌陷(图8-6)。

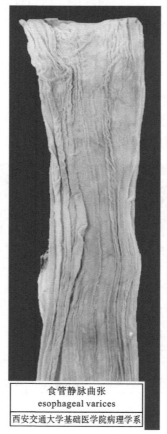

图8-6 食管静脉曲张

7. 食管癌(esophageal carcinoma)

A、B、C、D 四个标本均为外科手术切除的一段食管。标本 A,黏膜面见一灰白色扁椭圆形肿物,突向食管腔,表面伴有坏死(图 8 - 7A)。标本 B,黏膜面见一不规则溃疡形肿物,底部凹凸不平,切面可见灰白色组织侵及食管壁全层(图 8 - 7B)。标本 C,食管腔内见一肿物,呈灰白色,质地较软,突入食管腔内;食管旁可见一灰黑色、肿大的淋巴结(图 8 - 7C)。标本 D,局部食管管壁增厚,管腔明显狭窄,黏膜皱襞消失,切面见灰白色组织累及整段食管壁各层(图 8 - 7D)。

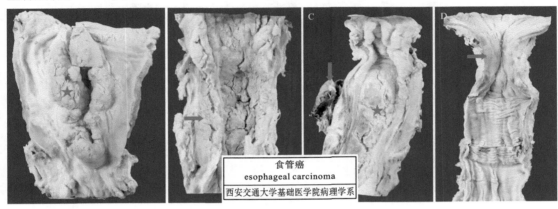

| 蕈伞型 | 溃疡型 | 髓质型 | 缩窄型 |

肿瘤(★);食管壁因肿瘤浸润而增厚(→);肿大的淋巴结(↓)。

图 8 - 7 食管癌

8. 胃癌(gastric carcinoma)

A、B、C 三个标本均为外科手术切除的部分胃。标本 A,胃黏膜面可见一蕈伞样肿物突入胃腔,切面呈灰白色,侵及胃壁浅层(图 8 - 8A)。标本 B,近幽门部小弯侧有一较大的溃疡,呈火山口状,边缘隆起,底部凹凸不平,被覆坏死物质(图 8 - 8B)。标本 C,幽门区胃黏膜皱襞消失,胃壁增厚、变硬,切面可见灰白色组织侵及胃壁肌层,与周围组织分界不清(图 8 - 8C)。

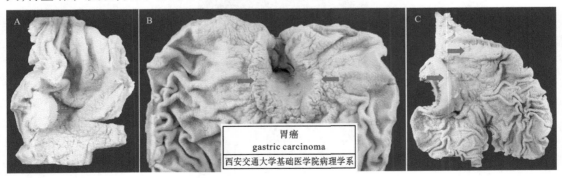

| 蕈伞型 | 溃疡型 | 浸润型 |

肿瘤(→)。

图 8 - 8 胃癌

9. 结直肠癌(colorectal carcinoma)

标本 A 为一段结肠,黏膜面可见一较大的溃疡形肿物,其形状不规则,底部凹凸不平,边缘隆起、粗糙,切面见灰白色的组织浸润并累及肠壁全层(图 8 −9A)。标本 B 为一段直肠,可见局部管壁增厚、变硬,管腔狭窄,黏膜皱襞中断,其切面可见灰白色的组织呈浸润性生长,与周围组织分界不清(图 8 −9B)。

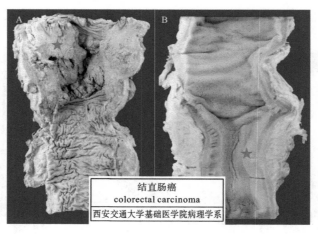

肿瘤(★)。

图 8 −9　结直肠癌

10. 原发性肝癌(primary carcinoma of liver)

标本为部分肝脏,其表面及切面均呈弥漫性的结节状。肝右叶切面可见一直径 9cm 的巨大包块,占据肝右叶的大部分。包块呈圆形,灰白或灰黄色伴明显的出血和坏死(图 8 −10)。

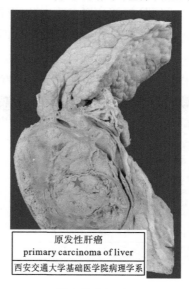

巨大肿瘤(★)。

图 8 −10　原发性肝癌

（二）组织切片的观察要点

1. 切片 102 - 3 号

切片 102 - 3 号为胃组织。胃黏膜变薄,腺体较小且稀少;固有层内可见许多淋巴细胞和浆细胞浸润,伴淋巴滤泡形成(图 8 - 11A);部分黏膜上皮和腺上皮可见肠上皮化生和假幽门腺化生(图 8 - 11B)。

病理诊断:＿＿＿＿＿＿＿＿＿＿＿＿＿

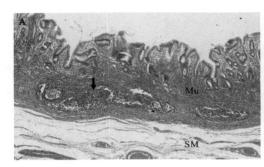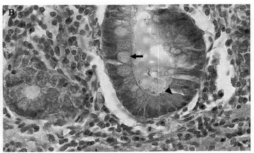

淋巴滤泡(↓);杯状细胞(←);潘氏细胞(▲);

Mu:黏膜;SM:黏膜下层。

图 8 - 11　切片 102 - 3 号(HE 染色,A. 40 ×,B. 400 ×)

2. 切片 61 号

切片 61 号为胃组织。胃黏膜可见一深在缺损(图 8 - 12A),缺损底部自内向外依次可见四层结构(图 8 - 12B,图 8 - 12C):表层为炎性渗出物(inflammatory exudate,I),由大量中性粒细胞和纤维素构成;其外层为红染的坏死组织(necrosis tissue,N);再外层为肉芽组织(granulation tissue,G),由大量新生毛细血管和成纤维细胞构成;最外层是瘢痕组织(scar tissue,S),由大量的纤维组织构成,可见动脉内膜及神经纤维明显增生(图 8 - 12D)。

病理诊断:＿＿＿＿＿＿＿＿＿＿＿＿＿

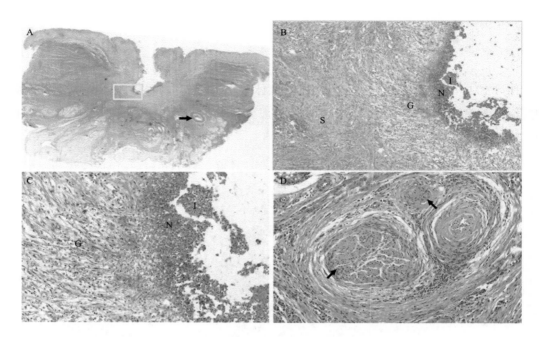

瘢痕层内的较大动脉(→),增生的神经纤维(↗)和管壁增厚的小动脉(↖);

I:炎性渗出;N:坏死组织;G:肉芽组织;S:瘢痕组织。

图8-12　切片61号(HE染色,A.肉眼,B. 40×,C和D.100×)

3. 切片69C号

切片69C号为肝组织。肝细胞弥漫性水肿,肝板变宽,肝血窦受压变窄。肝细胞轻微坏死,可见点状坏死。小叶内可见双核的肝细胞。汇管区内有少量淋巴细胞、单核细胞浸润(图8-13)。

病理诊断:＿＿＿＿＿＿＿＿＿＿＿＿

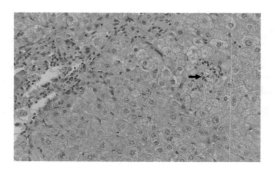

点状坏死(→)。

图8-13　切片69C号(HE染色,200×)

4. 切片 62 号

切片 62 号为肝组织。肝细胞广泛坏死,累及所有肝小叶,部分小叶边缘可见少量变性的肝细胞(图 8–14A)。肝血窦扩张充血,库普弗(Kupffer)细胞增生肥大、吞噬活跃(图 8–14B)。小叶及汇管区内见淋巴细胞和巨噬细胞为主的炎细胞浸润。

病理诊断:＿＿＿＿＿＿＿＿＿＿＿＿＿＿

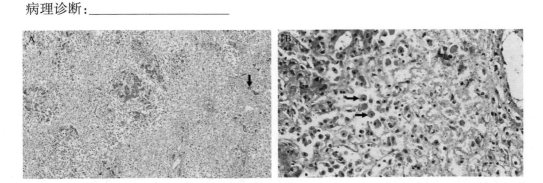

残留的肝细胞(↗);小叶中央静脉(★);小胆管(↓);Kupffer 细胞(→)。
图 8–14　切片 62 号(HE 染色,A. 40×,B. 200×)

5. 切片 65 号

切片 65 号为肝组织。正常肝小叶结构破坏,被增生的纤维结缔组织(纤维间隔)包绕的假小叶(pseudolobule)取代(图 8–15A)。假小叶是圆形或椭圆形的肝细胞团,大小不一,其内肝细胞索排列紊乱,小叶中央静脉常缺如、偏位或有两个以上,可见肝细胞变性、坏死及再生。纤维间隔厚薄不均,其内可见浸润的淋巴细胞和增生的小胆管(图 8–15B)。

病理诊断:＿＿＿＿＿＿＿＿＿＿＿＿＿＿

假小叶(★);纤维间隔(→);小胆管(▲)。
图 8–15　切片 65 号(HE 染色,A. 20×,B. 200×)

6. 切片 74 号

切片 74 号为肝组织。

(1)可见部分肝组织被瘤组织取代,瘤细胞排列成梁状,其间为窦隙样血管及少量纤维结缔组织(图 8 – 16A)。瘤细胞呈多角形,胞质丰富,异型性明显,核分裂象可见(图 8 – 16B)。

病理诊断:_____

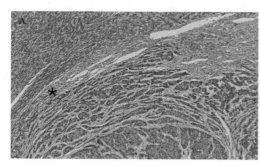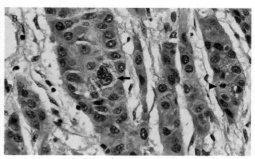

瘤组织与正常组织的交界处(★);多核瘤巨细胞(←);核分裂象(▶)。

图 8 – 16　切片 74 号(HE 染色,A. 100 ×,B. 400 ×)

(2)可见部分肝组织被瘤组织取代,瘤细胞排列成不规则腺管状,其间为纤维结缔组织(图 8 – 17A)。瘤细胞略呈立方形,异型性明显(图 8 – 17B)。

病理诊断:_____

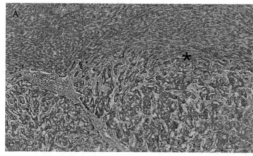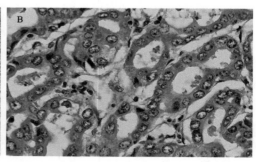

瘤组织与正常组织的交界处(★)。

图 8 – 17　切片 74 号(HE 染色,A. 100 ×,B. 400 ×)

7. 切片 KA8022 号

切片 KA8022 号为肝穿刺组织。肝细胞弥漫性水肿,肝板变宽,肝血窦受压变窄。其间部分肝细胞体积较大,胞质内充满嗜酸性细颗粒状物质,不透明似毛玻璃样(图 8 – 18A)。汇管区内可见少量结缔组织增生及散在淋巴细胞浸润。

免疫组织化学(简称"免疫组化")染色显示这些毛玻璃样肝细胞(ground – glass hepatocyte)胞质内 HBsAg 反应阳性,呈棕黄色(图 8-18B)。

病理诊断:_____

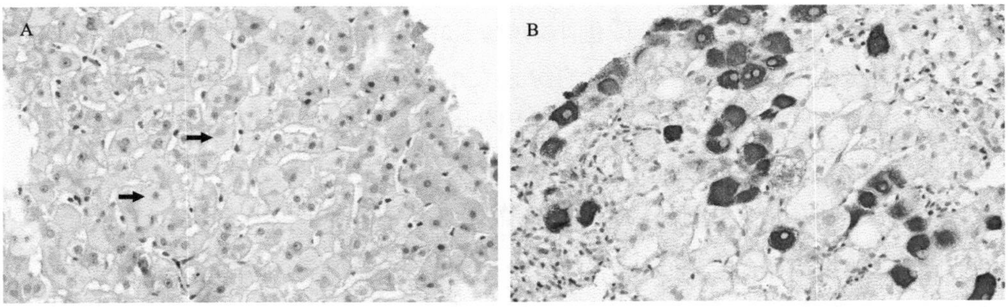

毛玻璃样肝细胞(→)。

图 8-18 切片 KA8022 号(A. HE 染色,200×;B. 免疫组化染色,200×)

【思考题】

(1)黏膜糜烂、急性溃疡和慢性消化性溃疡的形态区别是什么?

(2)各型病毒性肝炎的病变特点是什么? 如何在镜下区别?

(3)肝硬化的临床病理联系有哪些? 不同类型肝硬化,其患者的临床特点是否一样?

【病例分析】

患者,男,42 岁。呕血、黑便 7 天。7 天前晚饭后出现恶心,次日呕吐,呕吐物初为黄苦水,继而为暗红色血性液体,量为 500~600mL。解柏油样大便 2 次,约 400mL。自觉心慌、头晕、乏力,随后出现咳嗽、咳痰和发热,故来院诊治。2 年前患"肝炎",治疗后肝功正常。

查体:T 37.8℃,P 100 次/分,BP 130/70mmHg。急性病容,贫血貌,神志清。皮肤和巩膜轻度黄染,胸、腹壁静脉曲张,双肺呼吸音粗糙,于肋缘下 2cm、剑突下 6cm 触及肝脏,质中,光滑,缘锐,无压痛,于肋缘下 2cm 触及脾。

血常规:Hb 85g/L,红细胞(RBC)$3×10^{12}$/L,WBC $6×10^9$/L,N% 80%,L% 20%,血小板(PLT)$62×10^9$/L。

入院后行"脾切除、门奇静脉断流术",后又行"食管下段、胃底贲门切除术",输血12400mL。治疗后,仍有咖啡样胃液及柏油样黑便。体温逐日升高,白细胞升高,其中中性粒细胞占 90% 以上。患者于第 2 次术后第 10 天昏迷,无尿,经抢救无效死亡。

尸检所见如下:

中年男性,身长 152cm,消瘦,巩膜轻度黄染。口鼻流出咖啡色泡沫样液体,四肢皮肤可见出血点、瘀斑,双手背凹陷性水肿,骶部有一直径 1cm 的压迫性溃疡。体内检查见食管、胃吻合,胃上部已入胸腔,脾已切除。腹腔内有草黄色液体约 700mL,微混浊。左侧胸膜壁层明显充血,被覆黄色脓苔。右胸腔有橙红色浑浊液体约 300mL。

肝:明显缩小,右叶 14cm×12cm×5cm,左叶 9cm×10cm,黄绿色,表面呈结节状,结节从小米粒到黄豆粒大,质硬。切面见肝实质被结缔组织分割成结节状,结节呈黄褐色。右叶下有一黄豆大小的结节,灰白色,与周围肝组织界限清楚。

肺:双肺变实,切面散在分布灰黄色小病灶,其中可见细支气管结构。左肺表面被覆灰黄色脓苔及纤维素性渗出物。右肺上叶有绿豆大小的结节,质硬,切面呈灰白色。

门静脉及脾动脉、脾静脉:血管腔内均见固体物阻塞,长 10cm,灰红色与暗红色交替,表面呈波纹状,与管壁附着紧密。

膀胱:膀胱内有巧克力色液体、恶臭。壁增厚,黏膜有点、片状出血。

十二指肠:后壁有一 2.5cm×2.0cm 溃疡,边缘略隆起,周围黏膜呈放射状集中。

其他:镜下可见多数脏器血管腔内含有红细胞碎片,纤维素碎片及淡红染的颗粒状质块。肾内较大静脉腔内可见机化血栓,心脏等处亦见紫蓝色菌栓。

根据本例病史及尸检所见,请分析:

(1)本病例的病理诊断是什么?

(2)本病例患者所患主要疾病有哪些?

(3)试分析本病例的死亡原因。

(莫立平)

第九章 淋巴造血系统疾病

【实验目的】

(1)掌握淋巴瘤的概念、主要类型、病理特点及临床病理联系。

(2)了解白血病的概念及病理特点。

【实验内容】

实验内容见表9-1。

表9-1 淋巴造血系统疾病实验内容

序号	大体标本	序号	组织切片
1	霍奇金淋巴瘤之脾	1	脾霍奇金淋巴瘤
2	肠系膜淋巴结霍奇金淋巴瘤	2	淋巴结非霍奇金淋巴瘤
3	急性髓系白血病之脑		

(一)大体标本观察要点

1. 霍奇金淋巴瘤之脾(Hodgkin lymphoma of spleen)

脾体积增大,表面呈"斑岩状"(图9-1A);切面散在分布多个灰黄色或灰白色大小不等的结节状病灶(图9-1B)。

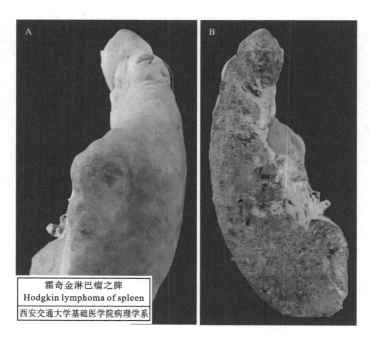

霍奇金淋巴瘤之脾
Hodgkin lymphoma of spleen
西安交通大学基础医学院病理学系

表面及切面的肿瘤结节(→)。

图9-1　霍奇金淋巴瘤之脾

2. 肠系膜淋巴结霍奇金淋巴瘤(Hodgkin lymphoma of mesenteric lymph nodes)

标本为一段小肠及其肠系膜。肠系膜根部可见多个肿大并融合的淋巴结。淋巴结切面呈灰白色,质地细腻(图9-2)。

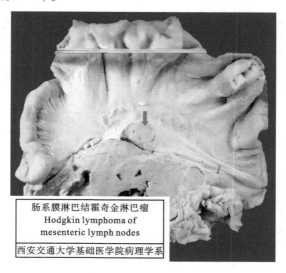

肠系膜淋巴结霍奇金淋巴瘤
Hodgkin lymphoma of
mesenteric lymph nodes
西安交通大学基础医学院病理学系

肠系膜淋巴结肿大及融合(↓)。

图9-2　肠系膜淋巴结霍奇金淋巴瘤

3. 急性髓系白血病之脑(acute myeloid leukemia of brain)

标本为部分大脑,切面可见多个大小、形状各异的出血性病灶(图9-3)。

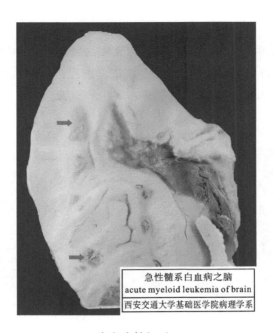

出血病灶(→)。

图 9 – 3　急性髓系白血病之脑

(二)组织切片观察要点

1. 切片 48 号

切片 48 号为脾组织。脾组织内可见散在许多大小不等的结节,结节的分布与白髓有关(图 9 –4A)。结节内可见许多瘤细胞和少量呈 – 施(R – S)细胞(体积大,呈圆形或椭圆形,胞质丰富,略嗜酸或嗜碱性,细胞核大,双核或多核,核内有一大的嗜酸性核仁)。瘤细胞之间可见增生的纤维组织和数量不等的淋巴细胞、单核细胞、浆细胞、嗜酸性粒细胞及成纤维细胞(图 9 –4B)。

病理诊断:_____

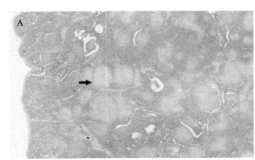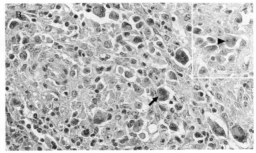

肿瘤结节病灶(→);R – S 细胞(▶);瘤细胞(↗)。

图 9 –4　切片 48 号(HE 染色,A. 10 ×,B. 400 ×)

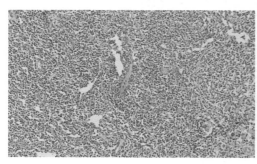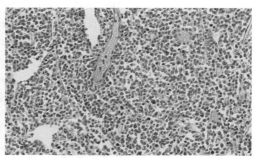

2. 切片 47 号

切片 47 号为淋巴结组织。淋巴结正常结构破坏,被肿瘤组织取代,肿瘤侵及包膜,瘤细胞呈弥漫分布(图 9 - 5A)。高倍镜下,瘤细胞较正常淋巴细胞略大(图 9 - 5B),核染色深、有异型,可见病理性核分裂象。间质中可见分布均匀的血管。

病理诊断:＿＿＿＿＿＿＿＿＿＿＿＿＿

图 9 - 5　切片 47 号(HE 染色,A. 200 × ,B. 400 ×)

【思考题】

(1)在显微镜下如何区别淋巴结反应性增生与淋巴瘤?

(2)淋巴结外的非霍奇金淋巴瘤常发生于哪些组织?

(3)急性髓性白血病常累及的器官有哪些病变特点?

【病例分析】

患者,男,20 岁。发现右侧颈部淋巴结肿大 3 天。为明确诊断,医生建议行穿刺活检。请分析:

(1)引起颈部淋巴结肿大的疾病有哪些?

(2)根据所学的病理知识,试述该患者淋巴结活检可能的病变特点。

(崔　刚)

第十章　泌尿系统疾病

【实验目的】

（1）掌握肾小球肾炎的基本病理改变和临床表现。

（2）掌握急性弥漫性增生性肾小球肾炎、新月体性肾小球肾炎和慢性肾小球肾炎的病理变化及临床病理联系。

（3）掌握急性肾盂肾炎和慢性肾盂肾炎的病理变化及临床病理联系。

（4）熟悉其他类型肾小球疾病的病变特征及泌尿系统常见肿瘤的病理变化。

【实验内容】

实验内容见表 10 - 1。

表 10 - 1　泌尿系统疾病实验内容

序号	大体标本	序号	组织切片
1	正常肾	1	急性弥漫性增生性肾小球肾炎
2	急性弥漫性增生性肾小球肾炎	2	新月体性肾小球肾炎
3	膜性肾小球病	3	慢性肾小球肾炎
4	慢性肾小球肾炎	4	急性肾盂肾炎
5	慢性肾盂肾炎	5	慢性肾盂肾炎
6	肾细胞癌	6	肾透明细胞癌
7	肾母细胞瘤		
8	膀胱乳头状瘤		
9	膀胱乳头状癌		

（一）大体标本的观察要点

1. 正常肾（normal kidney）

肾表面光滑（包膜已剥离），颜色灰红（图 10 - 1A）；切面纹理清晰，皮质与髓质分界清楚，肾门周围可见少量脂肪组织（图 10 - 1B）。

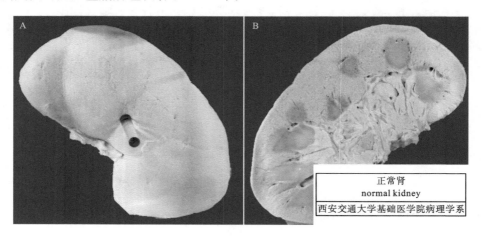

图 10 - 1　正常肾

2. 急性弥漫性增生性肾小球肾炎（acute diffuse proliferative glomerulonephritis）

肾体积增大，表面光滑（包膜已剥离），颜色灰红（图 10 - 2A）；切面皮质变厚、纹理模糊，皮、髓质分界清楚（图 10 - 2B）。

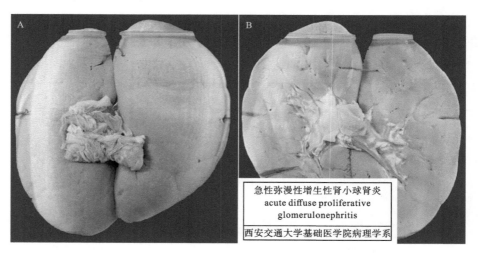

图 10 - 2　急性弥漫性增生性肾小球肾炎

3. 膜性肾小球病(membranous glomerulopathy)

肾明显肿大,包膜紧张,表面光滑,颜色灰白(图10-3A);切缘外翻,皮质变厚、纹理模糊,皮、髓质分界清楚(图10-3B)。

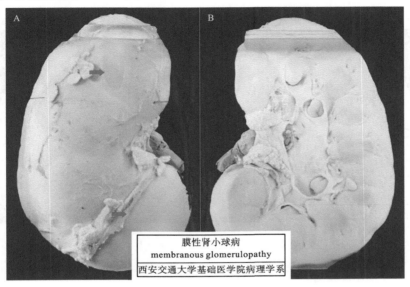

牵张的肾包膜(→)。

图10-3　膜性肾小球病

4. 慢性肾小球肾炎(chronic glomerulonephritis)

慢性肾小球肾炎常引起继发性颗粒性固缩肾。图中标本为成人肾,可见体积缩小,表面呈细颗粒状(图10-4A);切面肾实质变薄,皮、髓质分界不清,肾盂周围脂肪组织增多(图10-4B)。

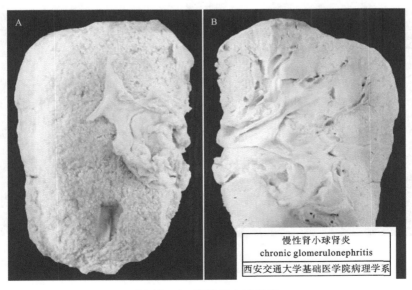

图10-4　慢性肾小球肾炎

5. 慢性肾盂肾炎(chronic pyelonephritis)

标本为成人肾,表面可见不规则形凹陷瘢痕(图10-5A);切面肾实质变薄,皮、髓质分界不清,肾乳头消失,肾盂、肾盏扩张,黏膜表面粗糙不平,附有少量脓性渗出物(图10-5B)。

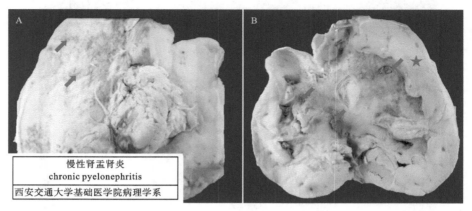

不规则凹陷瘢痕(↗);变薄的肾实质(★);脓性渗出物(↙)。

图10-5 慢性肾盂肾炎

6. 肾细胞癌(renal cell carcinoma)

标本为成人肾,肾上极明显隆起、膨大(图10-6A);切面见肾上极内有一体积大、边界清楚的圆形肿块,呈灰白、灰黄或灰褐相间的多彩状,干燥。肿块周围可见小的卫星病灶(图10-6B)。

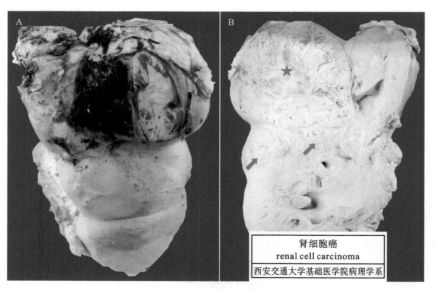

圆形肿块(★)和卫星灶(↗)。

图10-6 肾细胞癌

7. 肾母细胞瘤 (nephroblastoma)

肾体积明显增大,呈球状,表面光滑(图 10 - 7A);切面观,肾内可见一巨大肿块,边界清楚,呈灰红色,湿润,质软,伴坏死或出血;亦可见残存的肾组织(图 10 - 7B)。

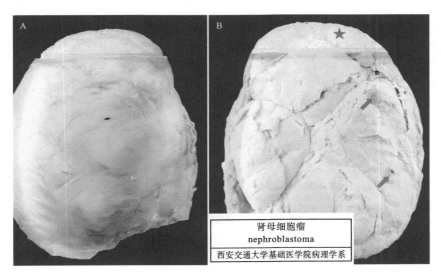

残存的肾组织(★)和出血灶(↗)。

图 10 - 7　肾母细胞瘤

8. 膀胱乳头状瘤 (papilloma of bladder)

标本为手术切除的膀胱,可见膀胱黏膜表面有多个绒毛状突起肿物,呈灰白色,其蒂部狭窄(图 10 - 8)。

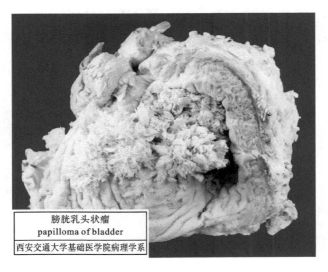

图 10 - 8　膀胱乳头状瘤

9. 膀胱乳头状癌(papillary carcinoma of bladder)

标本为手术切除的膀胱,其黏膜表面可见一菜花状肿块,灰红色,干燥,质脆,有灶状出血(图10-9)。

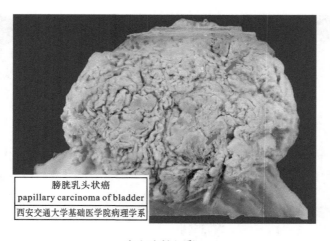

出血病灶(↗)。

图10-9　膀胱乳头状癌

(二)组织切片的观察要点

1. 切片70F号

切片70F号为肾组织。肾皮质表面光滑,可见少许被膜组织。肾小球弥漫性体积增大,球囊腔变小,球丛内细胞数明显增多,可见内皮细胞增生、肿胀和系膜细胞增生及少许中性粒细胞浸润,大部分毛细血管管腔狭窄或闭塞,部分球丛呈轻度分叶状。部分近曲小管上皮细胞轻度水肿,管腔内可见蛋白和红细胞管型。间质明显充血,可见少许淋巴细胞浸润(图10-10)。

病理诊断:＿＿＿＿＿＿＿＿＿＿＿

肾被膜(→);增大的肾小球(★);中性粒细胞(▶);蛋白管型(✱);扩张充血的毛细血管(↓)。

图10-10　切片70F号(HE染色,A. 40×,B. 200×)

2. 切片 68A 号

切片 68A 号为肾组织。肾皮质表面光滑,可见少许被膜组织。几乎所有肾小球球囊腔消失,其内可见由细胞和胶原纤维构成的新月状或环状结构,致使毛细血管丛受压呈缺血状或闭塞。大部分肾小管上皮细胞坏死、脱落,致肾小管呈裸基膜改变,部分肾小管上皮细胞水肿,肾小管腔内可见蛋白管型和钙盐结晶。肾间质轻度水肿,可见少许淋巴细胞浸润(图10 - 11)。

病理诊断:_____

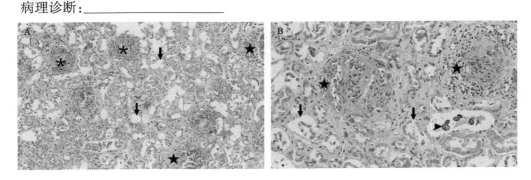

球囊腔消失的肾小球(★);新月状结构(★);裸露的小管基膜(↓);钙盐结晶(▶)。
图10 - 11 切片 68A 号(HE 染色,A. 100 ×,B. 200 ×)

3. 切片 71A 号

切片 71A 号为肾组织。肾皮质表面凹凸不平,呈波浪状,有少许结缔组织覆盖。凹陷处肾皮质内可见硬化肾小球,其相应肾小管萎缩、消失,局部间质内有较多增生的纤维结缔组织和多量淋巴细胞浸润。凸起部分肾皮质内可见代偿增大的肾小球和肾小管扩张,部分管腔内有蛋白和红细胞管型。未硬化肾小球系膜区增宽,部分毛细血管丛与球囊壁粘连。间质轻度充血,细、小动脉壁增厚或硬化,个别细动脉壁纤维素样坏死(图10 - 12)。

病理诊断:_____

凹凸不平的肾皮质表面(↗);肾小球硬化(★);浸润的淋巴细胞(↙);扩张的肾小管(↓);
肾小球系膜增宽(★);细动脉壁纤维素样坏死(▼)。
图10 - 12 切片 71A 号(HE 染色,A. 40 ×,B. 100 ×)

4. 切片 73 号

切片 73 号为肾组织。肾间质弥漫性充血、水肿伴大量中性粒细胞浸润及灶状出血。肾皮质内可见多个脓肿病灶。部分肾小管上皮坏死脱落或消失,仅见残存的肾小管基膜轮廓,其内可见多量中性粒细胞(图 10 – 13)。

病理诊断:＿＿＿＿＿＿＿＿＿＿＿＿

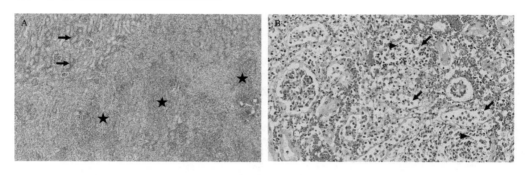

扩张充血的毛细血管(→);脓肿灶(★);肾小管坏死(↙);小管内的中性粒细胞(▶)。

图 10 – 13　切片 73 号(HE 染色,A. 40×,B. 200×)

5. 切片 103 号

切片 103 号为肾组织。可见肾实质变薄,而肾被膜增厚。皮质区大部分肾小球硬化和相应的肾小管萎缩消失,部分肾小管扩张,管腔内充满均质、红染的胶样管型,似甲状腺滤泡,肾间质纤维化伴散在淋巴细胞浸润及细、小动脉壁明显增厚;部分区域肾小球代偿性体积增大伴球囊腔明显扩张和球周纤维化,其周围相应肾小管萎缩、数量减少。髓质区肾小管明显减少,伴间质明显纤维化和淋巴细胞浸润。部分肾盂黏膜上皮脱落,局灶性增厚,黏膜下可见胞质内充满含铁血黄素颗粒的巨噬细胞聚集(图 10 – 14)。

病理诊断:＿＿＿＿＿＿＿＿＿＿＿＿

肾被膜(↗);肾小球硬化(★);胶样管型(↙);细、小动脉硬化(→);

球囊周围纤维化(▶);胞质内有含铁血黄素的巨噬细胞(▲)。

图 10 – 14　切片 103 号(HE 染色,A. 40×,B. 400×,C. 100×)

6. 切片 101C 号

切片 101C 号为肾组织。部分肾组织被瘤组织取代,瘤组织与正常组织交界处有假包膜形成。瘤细胞体积大,呈多边形,胞质透亮、淡染,胞核小而深染,位于细胞中央,瘤细胞排列成实性巢状、片状或腺泡状;细胞巢之间为富含毛细血管的少量结缔组织(图 10 – 15)。

病理诊断:＿＿＿＿＿＿＿＿＿＿＿＿

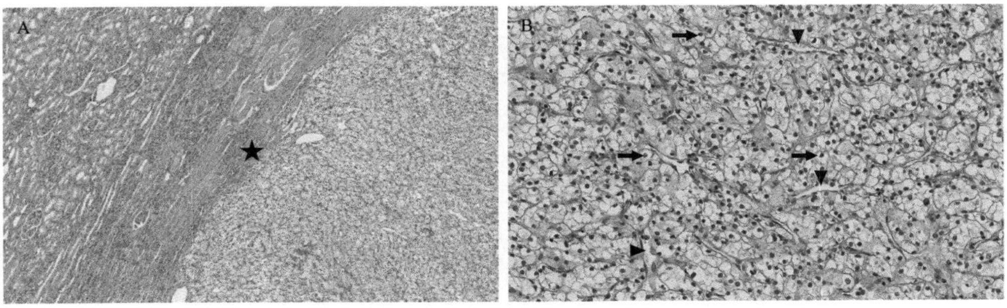

假包膜结构(★);瘤细胞(→);毛细血管(▲)。

图 10 –15　切片 101C 号(HE 染色,A. 40 ×,B. 200 ×)

【思考题】

(1)什么是肾病综合征? 引起肾病综合征常见的病理类型有哪些?

(2)慢性肾小球肾炎与慢性肾盂肾炎的病理变化有何异同?

(3)引起肾萎缩常见的原因有哪些? 其各自的病变特点是什么?

【病例分析】

患者,女,45 岁。尿检异常 10 年,浮肿 1 个月。10 年前,患者无明显诱因出现肉眼血尿,经抗炎治疗后症状有所缓解,但血尿常反复发作。近年来,患者常感腰痛、腰困,并出现血压升高(148/100mmHg),给予抗高血压药物治疗。1 个月前无明显诱因出现全身水肿,遂来医院就诊。

查体:T 36.4℃,R 23 次/分,P 85 次/分,BP 130/80mmHg。尿常规:尿蛋白(＋ ＋)、红细胞(＋ ＋),尿比重 1.015;24 小时尿蛋白定量 0.597g。血常规:Hb 116g/L,RBC 4.8 × 10^{12}/L,WBC 4.1 × 10^9/L,PLT 218 × 10^9/L。肾功:肌酐(Scr)62μmol/L,尿素(BUN)2.9mmol/L。肝功:谷丙转氨酶(ALT)17U/L,谷草转氨酶(AST)15U/L,总蛋白(TP)71.5g/L,白蛋白(ALB)42.1g/L,总胆固醇(CHOL)3.45mmol/L。结缔组织全套检查为阴性,乙肝和丙肝检查均为阴性。

肾穿刺组织活检:3/18 个肾小球硬化,其余肾小球体积增大,系膜弥漫轻至中度增生,内皮细胞肿胀,部分足细胞减少;肾小管上皮水肿,小灶状小管萎缩;间质少量淋巴细胞浸润和小灶状结缔组织增生,细、小动脉管壁增厚。免疫荧光检查示:IgA(+++),C3(+),FIB(+),IgM(-),IgG(-),C1q(-)。

请分析:

(1)该患者最可能罹患的肾疾病是什么?

(2)患者发生血尿的病理学基础是什么?

(3)该肾疾病透射电镜检查的超微结构变化是什么?

(任淑婷)

第十一章　生殖系统与乳腺疾病

【实验目的】

（1）掌握子宫颈癌的病理变化和临床病理联系。

（2）掌握乳腺癌的病理变化和临床病理联系。

（3）熟悉葡萄胎、恶性葡萄胎和绒毛膜癌的病理变化及临床病理联系。

【实验内容】

实验内容见表11-1。

表 11-1　生殖系统与乳腺疾病实验内容

序号	大体标本	序号	组织切片
1	子宫颈癌	1	子宫颈鳞状细胞癌
2	葡萄胎	2	葡萄胎
3	子宫绒毛膜癌和绒毛膜癌脑转移	3	子宫绒毛膜癌
4	乳腺癌		

（一）大体标本的观察要点

1. 子宫颈癌(cervical carcinoma)

标本为子宫及双侧附件,宫颈表面见部分黏膜粗糙,切面可见局部宫颈壁增厚,内有灰白色癌组织向深部生长,与正常宫颈组织界限不清(图 11-1)。

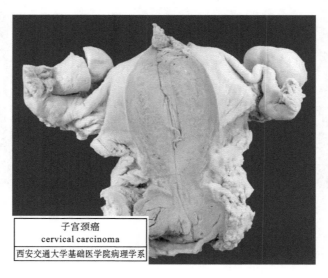

图 11 −1　子宫颈癌

2. 葡萄胎(hydatidiform mole)

标本为大小不等的水泡状胎块组织,如葡萄状,晶莹透亮,互相间有灰白色纤细的蒂相连(图 11 −2)。

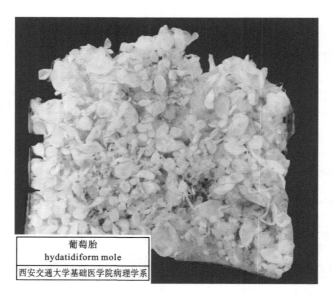

图 11 −2　葡萄胎

3. 子宫绒毛膜癌(choriocarcinoma of uterus)和绒毛膜癌脑转移(brain metastasis of choriocarcinoma)

(1)标本为剖开的子宫,子宫体明显增大,可见出血坏死的瘤组织自子宫内膜侵入深部肌壁(图 11 −3A)。

（2）标本为部分脑组织，脑实质内可见一圆形、边界清楚的病灶（绒毛膜癌转移灶），病灶内可见暗褐色出血区（固定后呈暗褐色）（图 11 –3B）。

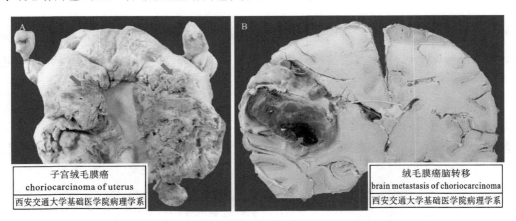

侵及肌层的绒毛膜癌(↘)；绒毛膜癌转移灶(↗)。

图 11 –3　子宫绒毛膜癌和绒毛膜癌的脑转移

4. 乳腺癌(carcinoma of breast)

标本为部分乳房，切面可见灰白色的肿瘤组织如蟹足状向周围组织浸润，可见腋窝淋巴结增大（淋巴结转移）（图 11 –4A）；乳房表面呈橘皮状，乳头下陷（图 11 –4B）。

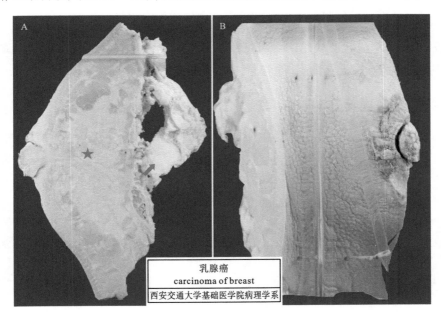

肿瘤包块(★)；肿大的淋巴结(↗)。

图 11 –4　乳腺癌

(二)组织切片的观察要点

1. 切片 18 号

切片 18 号为子宫颈组织。部分区域可见复层鳞状上皮被覆,但大部分区域被瘤组织取代,瘤细胞排列成巢状,被少量间质间隔,瘤组织异型性明显,分化程度低,核分裂象多见(图 11 – 5)。

病理诊断:_____

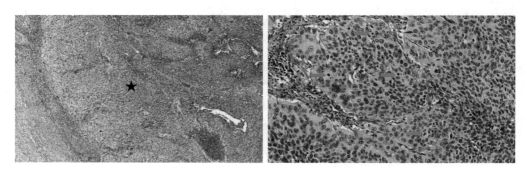

瘤组织(★);核分裂象 (→)。

图 11 – 5　切片 18 号(HE 染色,A. 40 × ,B. 200 ×)

2. 切片 75B 号

切片 75B 号为水泡状胎块组织。可见胎盘绒毛高度肿大,间质水肿,血管消失,或见少量无功能的毛细血管,内无红细胞,滋养层细胞不同程度增生(图 11 – 6)。

病理诊断:_____

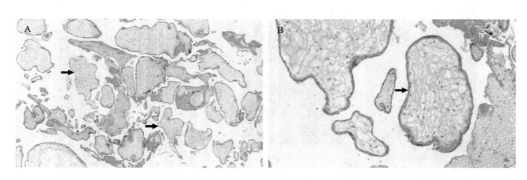

肿大的胎盘绒毛(→)。

图 11 – 6　切片 75B 号(HE 染色,A. 40 × ,B. 200 ×)

3. 切片 76 号

切片 76 号为子宫组织。可见子宫肌层已被瘤组织破坏。瘤组织由分化不良的、似细胞滋养层和似合体滋养层细胞的两种瘤细胞组成,细胞异型性明显,核分裂象常见;无肿瘤间质,可见明显出血坏死(图 11 - 7)。

病理诊断:＿＿＿＿＿＿＿＿＿＿＿＿

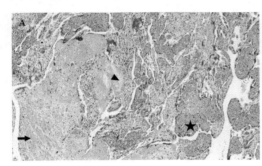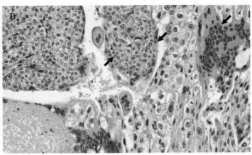

肌组织(→);出血灶(▲);瘤组织(★);似细胞滋养层细胞的瘤细胞(↗);
似合体滋养层细胞的瘤细胞(↙)。

图 11 - 7　切片 76 号(HE 染色,A. 40 ×,B. 200 ×)

【思考题】

(1)什么是宫颈糜烂? 假性糜烂和真性糜烂有何异同?
(2)子宫颈上皮细胞有哪些化生类型?
(3)子宫颈癌有哪些常见的组织学类型?

【病例分析】

患者,女,40 岁。体检发现右乳房肿物 1 年,近 1 个月自觉肿物增大。门诊 B 超示:右乳 2 点处可见一低回声结节,大小约 2cm ×1.4cm,BI - RADS 5 类。穿刺活检提示:乳腺组织内异型细胞浸润。遂行右侧乳腺皮下腺体切除术 + 右腋窝淋巴结活检。肉眼:部分乳腺组织体积 14cm ×19cm ×3cm,多切面剖开,于乳腺内见一肿物,体积 1.8cm ×1.7cm ×1cm,切面灰褐色,质硬,周围界限不清。

(1)该患者最可能罹患的疾病是什么?
(2)该疾病有哪些镜下病理学改变?
(3)该疾病需要与哪些疾病进行鉴别诊断?

(张海峰)

第十二章　感染性疾病

【实验目的】

（1）掌握结核病的基本病变及其转化规律，肺原发综合征的病变特点，继发性肺结核的类型及其病变特点，肺外器官结核病的病变特点。

（2）掌握伤寒、细菌性痢疾的病变特点和临床病理联系。

（3）掌握流行性乙型脑炎和流行性脑脊髓膜炎的病变特点及两者的区别。

（4）熟悉流行性出血热的病变特点。

【实验内容】

实验内容见表 12 - 1。

表 12 - 1　感染性疾病实验内容

序号	大体标本	序号	组织切片
1	原发性肺结核	1	急性粟粒性肺结核
2	局灶型肺结核	2	干酪性肺炎
3	慢性纤维空洞型肺结核	3	肠伤寒
4	干酪性肺炎	4	细菌性痢疾
5	肺结核球	5	流行性脑脊髓膜炎
6	急性粟粒性肺结核	6	流行性乙型脑炎
7	肠结核		
8	肾结核		
9	骨结核		
10	淋巴结结核		
11	肠伤寒		

续表

序号	大体标本	序号	组织切片
12	细菌性痢疾		
13	化脓性脑膜炎		
14	流行性乙型脑炎		
15	流行性出血热之肾		

(一)大体标本的观察要点

1.原发性肺结核(primary pulmonary tuberculosis)

左肺上叶肺膜下有一灰白色的小病灶,即原发灶,已钙化。肺门及纵隔部可见多个肿大的淋巴结,切面呈灰白色伴有钙化(图12-1)。

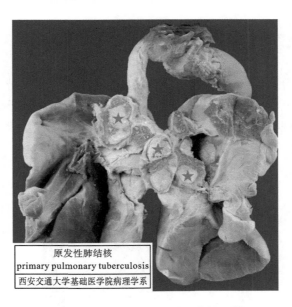

肿大的淋巴结(★);钙化的原发灶(↗)。

图12-1 原发性肺结核

2.局灶型肺结核(focal pulmonary tuberculosis)

右肺叶可见数个境界清楚的结节状病灶,直径约0.5~1cm,切面中央为灰黄色干酪样坏死,周围有增生的纤维组织包裹(图12-2)。

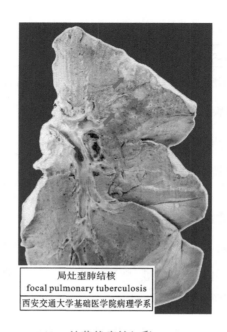

结节状病灶(↗)。

图 12 - 2　局灶型肺结核

3. 慢性纤维空洞型肺结核(chronic fibrotic cavitary pulmonary tuberculosis)

右肺上叶中部有一直径约 3cm 的不规则厚壁空洞,洞壁内附有干酪样坏死物,周围有纤维组织包绕;空洞可与小支气管相通,成为结核病的重要传染源。大部分肺上叶及全部肺下叶组织实变,呈灰黄色(图 12 -3)。

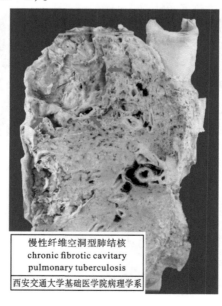

厚壁空洞(↗)。

图 12 -3　慢性纤维空洞型肺结核

4. 干酪性肺炎(caseous pneumonia)

左肺肿大实变,切面呈黄色干酪样,有多数形状不规则的急性空洞形成(图12-4)。

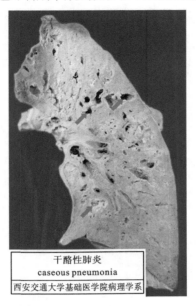

急性空洞(↗)。

图12-4 干酪性肺炎

5. 肺结核球(pulmonary tuberculoma)

标本为外科手术切除的肺上叶,切面可见一直径3cm,界限清楚的圆形结节。结节中心为灰黄色的干酪样坏死,外周有厚层纤维组织包裹。其周围可见几个较小的结节病灶(图12-5)。

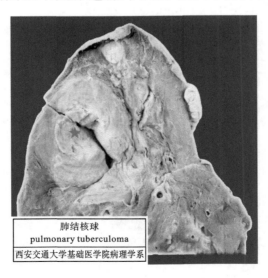

结核球(↗);干酪样坏死(★)。

图12-5 肺结核球

6. 急性粟粒性肺结核(acute miliary pulmonary tuberculosis)

肺切面上可见均匀密布,大小一致,灰白色,圆形,界限清楚的粟粒大小的病灶。肺上部多个病灶聚集并融合。肺膜显著增厚伴玻璃样变性,其内夹杂多量灰黄色干酪样坏死物质(图12-6)。

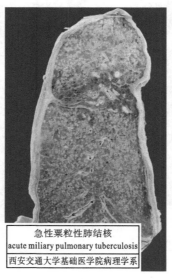

急性粟粒性肺结核
acute miliary pulmonary tuberculosis
西安交通大学基础医学院病理学系

图12-6 急性粟粒性肺结核

7. 肠结核(intestinal tuberculosis)

标本为一段小肠,黏膜面可见一个较大溃疡。溃疡呈环形,其长轴与肠管长轴垂直,溃疡边缘不整齐,较浅,底部附有干酪样坏死物(图12-7A)。溃疡部位的浆膜面可见灰白色的纤维素渗出和一些灰白色粟粒大小的结节(图12-7B)。

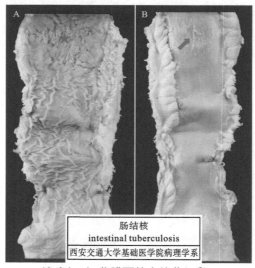

肠结核
intestinal tuberculosis
西安交通大学基础医学院病理学系

溃疡(★);浆膜面的小结节(↗)。

图12-7 肠结核

8. 肾结核(renal tuberculosis)

肾体积增大,表面不光滑,可见多个粟粒大小的结节(图12-8A);切面肾实质内可见数个大小不等且形状不规则的空洞,洞内壁粗糙,可见干酪样坏死物质;肾盂黏膜粗糙不平,表面覆盖干酪样坏死物质(图12-8B)。

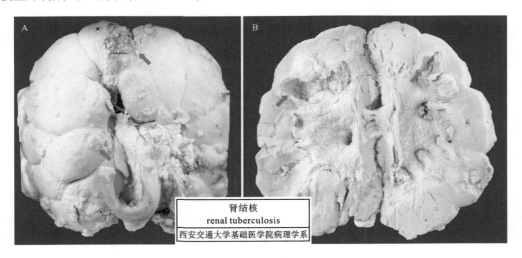

空洞(↗);粟粒状结节(↖)。

图12-8 肾结核

9. 骨结核(tuberculosis of bone)

标本为右足纵剖面,可见足跟部骨组织坏死,呈灰白色干酪样(图12-9A)。深部液化的坏死组织穿入周围软组织,形成开口于局部皮肤表面的窦道(图12-9B)。

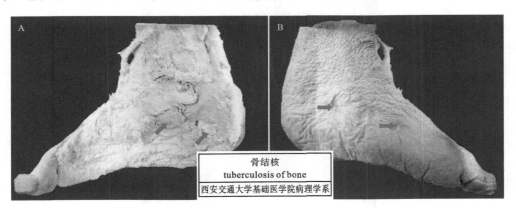

干酪样坏死灶(↗);窦道开口(→)。

图12-9 骨结核

10. 淋巴结结核(tuberculosis of lymph node)

淋巴结明显增大,切面可见淋巴结结构被灰黄色干酪样坏死组织取代,坏死组织质地松软,干酪样,易脱落(图12-10)。

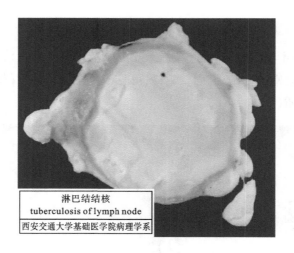

淋巴结结核
tuberculosis of lymph node
西安交通大学基础医学院病理学系

图 12 – 10　淋巴结结核

11. 肠伤寒(typhoid fever of intestine)

以下为两段回肠标本。标本 A,回肠黏膜表面可见由肠壁孤立及集合淋巴小结增生、肿胀所致而形成的多个圆形或椭圆形、界限清楚、突出于黏膜表面的病灶,其表面凹凸不平,如脑回状(图 12 –11A)。标本 B,回肠黏膜表面可见数个溃疡形成,呈圆形或椭圆形,其长轴与肠管的长轴一致,溃疡边缘稍隆起,底部较清洁,有的溃疡已穿孔(图 12 –11B)。

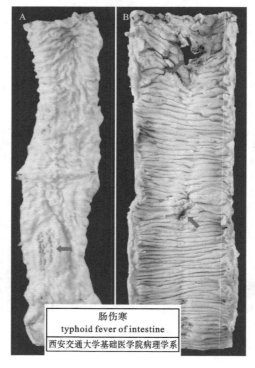

肠伤寒
typhoid fever of intestine
西安交通大学基础医学院病理学系

髓样肿胀期　　　　　溃疡期
肿胀的集合淋巴小结(←);溃疡(↖);穿孔(↗)。
图 12 –11　肠伤寒

12. 细菌性痢疾(bacillary dysentery)

标本为一段结肠,可见结肠黏膜表面被覆灰黄色膜状渗出物(假膜),个别区域假膜已脱落,形成浅表溃疡(图 12 - 12)。

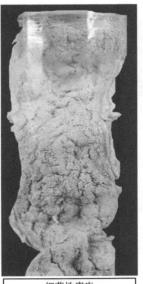

细菌性痢疾
bacillary dysentery
西安交通大学基础医学院病理学系

图 12 - 12　细菌性痢疾

13. 化脓性脑膜炎(purulent meningitis)

标本为脑组织,可见脑膜血管明显充血,蛛网膜下腔充满灰黄色、浑浊的脓性渗出物,覆盖脑沟、脑回,以致脑表面结构模糊不清(图 12 - 13)。

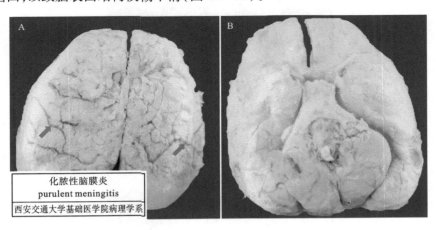

化脓性脑膜炎
purulent meningitis
西安交通大学基础医学院病理学系

顶面　　　　　　　　　　　　　　底面

脑膜血管充血(↗)。

图 12 - 13　化脓性脑膜炎

14．流行性乙型脑炎（epidemic encephalitis type B）

脑冠状切面，丘脑和大脑灰质内可见许多点状略透明的软化（坏死）灶，脑膜血管扩张、充血（图12－14）。

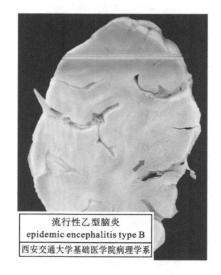

软化（坏死）灶（↗）。
图12－14　流行性乙型脑炎

15．流行性出血热之肾（kidney with epidemic hemorrhagic fever）

肾体积明显肿大，包膜紧张。切面可见肾髓质高度充血、出血，呈黑褐色，皮质灰黄，出血少（图12－15）。

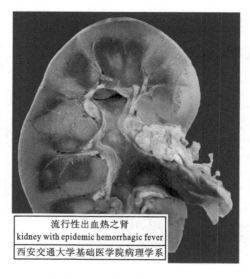

图12－15　流行性出血热之肾

（二）组织切片的观察要点

1. 切片 58 号

切片 58 号为肺组织。肺泡壁毛细血管充血,肺内散布多个结节病灶。结节呈圆形,界限清楚,结构相似,中央常有红染无结构的坏死组织,周围有大量上皮样细胞、少数朗汉斯巨细胞及淋巴细胞和少量成纤维细胞(图 12 - 16)。

病理诊断:＿＿＿＿＿＿＿＿＿＿＿＿

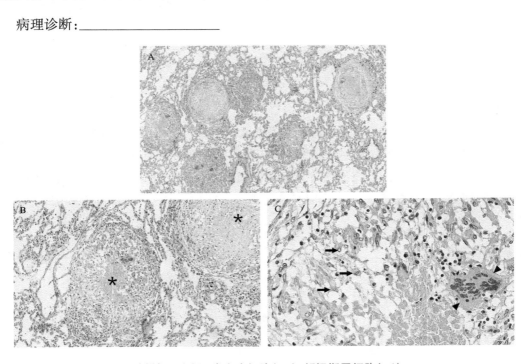

干酪样坏死(★);类上皮细胞(→);朗汉斯巨细胞(◀)。

图 12 - 16　切片 58 号(HE 染色,A. 40 ×,B. 100 ×,C. 400 ×)

2. 切片 83 号

切片 83 号为肺组织。低倍镜下,肺组织内可见多个大小不等的病灶,病灶内肺组织结构破坏,出现大量淡粉染无定形颗粒、细胞核碎屑和炎细胞,病灶内可见紫红色颗粒状结构。高倍镜下,这些紫红色颗粒状结构呈小短杆状,为抗酸染色显示坏死病灶内的抗酸杆菌。病灶周围肺组织的肺泡壁毛细血管充血,肺泡腔内可见浆液和巨噬细胞等炎性渗出物(图 12 - 17)。

病理诊断:＿＿＿＿＿＿＿＿＿＿＿＿

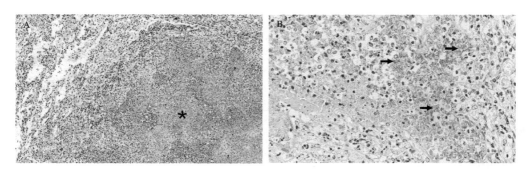

干酪样坏死(★);结核杆菌(→)。

图 12－17　切片 83 号(抗酸及 HE 染色,A. 100×,B. 400×)

3. 切片 77 号

切片 77 号为小肠组织。镜下见病变主要累及黏膜层和黏膜下层。黏膜下层显著增宽,其内可见血管扩张充血及大量巨噬细胞浸润。有些巨噬细胞胞质内可见吞噬的红细胞、淋巴细胞及坏死组织碎屑;淋巴滤泡内可见多量巨噬细胞聚集形成的肉芽肿。黏膜层内也有多量巨噬细胞浸润,且黏膜上皮坏死伴有糜烂形成(图 12－18)。肌层和浆膜层未见明显病变。

病理诊断:＿＿＿＿＿＿＿＿＿＿＿＿

扩张充血的血管(↗);肉芽肿(▲);吞噬异物的巨噬细胞(→);巨噬细胞(↑);

Mu:黏膜层;SM:黏膜下层;M:肌层。

图 12－18　切片 77 号(HE 染色,A. 40×,B. 100×,C. 400×)

4. 切片 79 号

切片 79 号为结肠组织。结肠黏膜表面可见大量渗出的纤维素和炎细胞等,部分区域黏膜层结构破坏较深,部分区域则较浅。黏膜下层明显充血、水肿,伴中性粒细胞浸润,尤以血管周围最多(图 12 – 19)。

病理诊断:_____

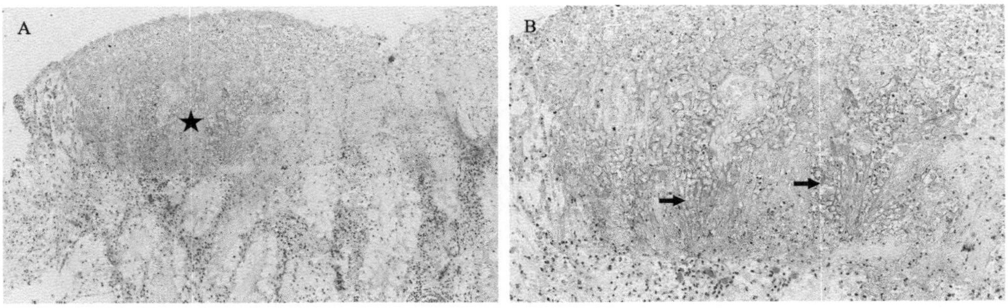

假膜(★);渗出的纤维素(→)。

图 12 – 19　切片 79 号(HE 染色,A. 100 × ,B. 400 ×)

5. 切片 85 号

切片 85 号为脑组织。可见蛛网膜下腔和软脑膜的血管明显扩张充血,蛛网膜下腔增宽,其内有大量中性粒细胞及纤维素。脑实质变化不明显(图 12 – 20)。

病理诊断:_____

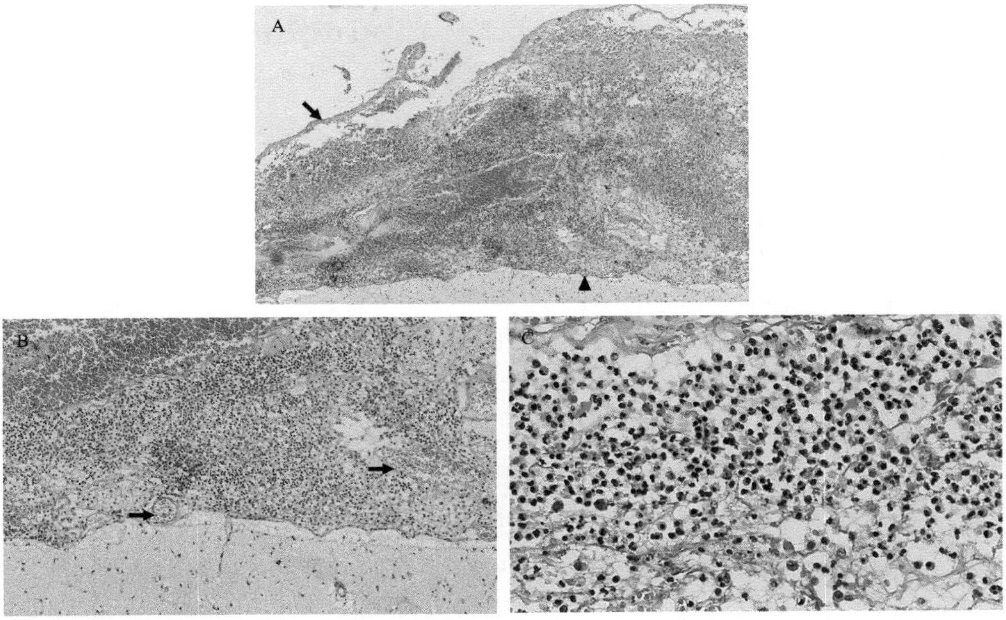

蛛网膜(↘);软脑膜(▲);血管扩张充血(→);中性粒细胞(↗)。

图 12 – 20　切片 85 号(HE 染色,A. 40 × ,B. 100 × ,C. 400 ×)

6. 切片 88 和 88B 号

切片 88 和 88B 号为大脑组织。脑实质内的血管扩张充血,脑组织水肿,血管周围间隙增大伴淋巴细胞和浆细胞浸润,形成淋巴细胞套。脑组织内有数个圆形或卵圆形、边界清楚的筛状软化灶,其内神经元变性、坏死,可见噬神经现象。胶质细胞增生、聚集形成胶质结节(图 12 -21)。

病理诊断:＿＿＿＿＿＿＿＿＿＿＿＿＿

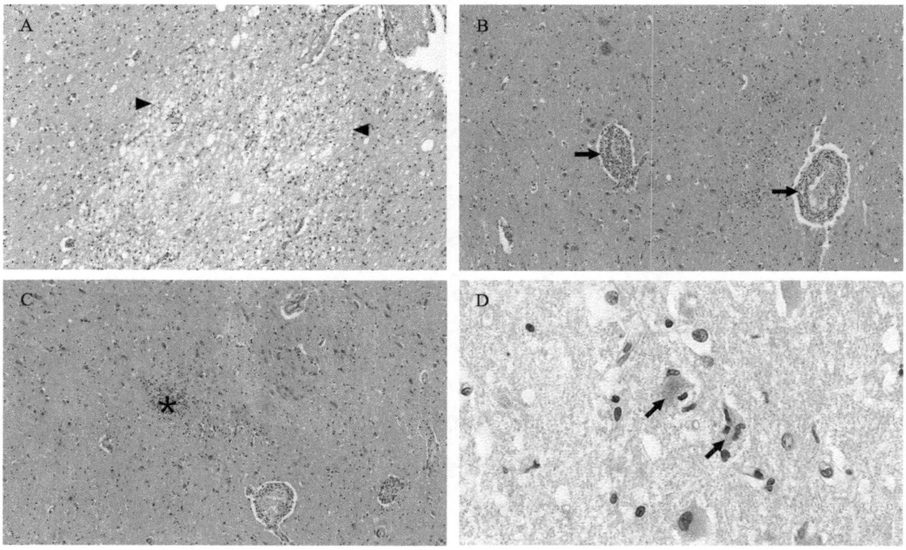

筛状软化灶(▲);淋巴细胞套(→);胶质结节(★);噬神经现象(↗)。

图 12 -21　切片 88 和 88B 号(HE 染色,A. B. C. 100 × ,D. 400 ×)

【思考题】

(1)简述原发性肺结核与继发性肺结核的区别。

(2)简述伤寒的肠道病变特点。

(3)试述流行性脑脊髓膜炎与流行性乙型脑炎临床病理联系的异同点。

【病例分析】

患者,男,30 岁。腹痛、脓血便 2 个月。患者 2 个月前出差返回后出现发热,T 38.4℃,伴腹泻、腹痛,大便每日 10 余次,有少量脓血便伴里急后重。粪便检查示白细胞增加。口服庆大霉素和黄连素 1 周略好转,再间断服用黄连素,左下腹仍轻度不适伴黏液性大便。患者病后进食减少,体重稍下降,自觉乏力,小便正常,睡眠尚可。既往无药物过敏史,无疫区接触史。

查体:T 37.1℃,P 85 次/分,R 20 次/分,BP 120/80mmHg,肠鸣音稍活跃,其余无异常。

血常规:Hb 125g/L,RBC 5.0×10^{12}/L,WBC 11.5×10^9/L,N% 78%,PLT 218×10^9/L;

粪常规:黏液脓血便,WBC 20~30个/高倍视野,偶见成堆脓细胞,RBC 3~5个/高倍视野。

请分析:

(1)患者最有可能的临床诊断是什么?

(2)试述该疾病的发展过程。

（孙　颖）

附录 1　尸体剖检

尸体剖检（autopsy）简称尸检,是对死者遗体进行病理解剖和后续的全面病理学检查,是病理学的基本研究方法之一。

一、尸检的意义

尸检可直接观察死者各器官组织的病变,对于明确死者的主要病症和死亡原因,验证临床诊断,分析诊疗措施是否合理、得当,总结临床诊断和治疗的经验教训,提高临床诊断和治疗水平,具有重要而且独特的意义。尸检还可发现传染病和新发病,可为医疗、教学和科研积累实物资料,也能为医疗事故鉴定提供实物证据。

二、尸检前的准备及注意事项

（1）一般由临床医师根据需要提出尸检申请并填写申请单,预先征得死者家属知情同意并签字后,由特定机构安排的病理医师负责进行尸检。临床医师在填写尸检申请单时,应写清病史摘要和死亡经过,以供剖检尸体、分析死因和书写病理尸检报告。尸检一般应在患者死后 3～24 小时内进行,不宜过迟,否则会因死后尸体自溶和腐败,给检查、诊断造成困难。

（2）实施尸检前,病理医师应核对死者的姓名、年龄、性别及其他情况,以确认尸体的信息与申请单相符。如有疑问,待查明后再行尸检。

（3）尸检是一个严谨而科学的过程,须在剖检前做好准备,剖检时仔细观察、科学测量,客观记录每个发现。

三、尸检方法与大体观察及记录

（一）体表检查

1. 一般状态

检查并记录死者姓名、年龄、性别、身长、体重、发育及营养状况;检查全身皮肤色泽、弹性,有无水肿、黄疸、发绀、出血、瘢痕、外伤等;有无尸冷、尸僵等现象。

2. 死亡特征

（1）尸冷:指尸体的温度随死亡时间逐渐下降的现象。尸体温度下降速度与尸体大小、衣着、外界环境等有关。如有衣物覆盖的成人尸体,在 11～15℃ 的环境中,约经 28 小时,尸温降至与周围温度相同。

（2）尸僵：指死后各部肌肉逐渐变得僵硬并将关节固定的现象。尸僵一般始于死后 1～3 小时，多数从下颌开始，逐渐延及颈、躯干、上肢、下肢，持续 24 小时左右，以后尸僵逐渐消失，顺序同上。尸僵的程度和持续时间与死者生前的状态有一定关联。猝死或死前有痉挛者，尸僵出现早，程度强，持续时间亦长，老、弱及久病者则相反。气温较高时尸僵出现早，消失也较快，寒冷时则相反。

（3）尸斑：是死后血液循环停止，血管内血液逐渐向尸体下垂部沉降，于皮肤处显出不规则的斑纹或斑块。一般在死后 3 小时左右出现尸斑，呈暗紫红色，时间愈长，颜色愈深。开始时，压之即褪色，12 小时左右压之不易褪色，24 小时后压之不褪色。

（4）角膜混浊：死后角膜透明度逐渐降低，变浑浊，呈灰白色。

（5）尸体腐败：死后尸体的组织蛋白质因细菌作用而分解，称为尸体腐败。表现为腹部膨隆，皮肤变绿，舌、眼突出，面部、口唇肿胀，甚至全身膨胀。尸体腐败的速度与环境温度、湿度等有关。

3.体表各部检查

自头部至四肢检查并记录：头皮有无血肿、肿块；头发长度、颜色和密度；两侧瞳孔是否等大，测量双侧瞳孔直径；结膜有无充血、出血；巩膜有无黄染；眼睑有无水肿；鼻腔及外耳道有无出血或其他异常内容物流出；口腔有无液体流出，口唇黏膜颜色，牙齿有无脱落；腮腺、甲状腺及颈部淋巴结是否肿大；胸廓平坦或隆起，左右是否对称；腋窝淋巴结有无肿大；腹壁是否膨隆，有无静脉曲张；背部及骶部有无褥疮；外生殖器有无肿物或瘢痕；腹股沟淋巴结是否肿大；肛门有无痔核或脱肛，肛周有无窦道或瘘管；四肢有无外伤、水肿或畸形，肢端有无坏疽；甲床颜色；体表有无手术创口（测量、记录其长度）等。

（二）体内观察

1.胸腹腔切开与检查

（1）胸腹壁皮肤切开的方法，常用的有"T"字形切开及"一"字形直线切开法。

1）"T"字形切开法：切口自左侧肩峰起始，沿锁骨、胸骨柄达右侧肩峰。然后自胸骨柄起，沿腹正中线绕脐左侧，止于耻骨联合处。此方法遗体着装后不易暴露切口，也有利于遗体化妆。

2）"一"字形直线切开法：自下颌正中点，向下沿胸腹前正中线切开，绕过脐左侧直达耻骨联合处。此方法较简便，但尸体着装后易暴露颈部切口，影响外观，多用于婴幼儿尸检。

皮肤切开后注意检查皮下脂肪厚度、色泽，肌肉的色泽与性状。

（2）腹腔的切开及检查。

切开皮肤、皮下脂肪及肌肉后，在腹膜上方作一小切口，注意有无液体或气体排出。继以左手二指伸入切口，呈"V"字形稍向上提，右手持剪沿二指间剪开腹膜暴露腹腔。

检查大网膜及腹腔各器官的位置是否正常；肝、脾是否肿大，各自在右、左锁骨中线超出肋弓下多少厘米；胃、肠有无胀气；各脏器间有无粘连；有无腹水，如有腹水，记录其量及性状。以锁骨中线为标准,确定左、右横膈高度,正常时左侧达第5肋骨,右侧达第4肋骨或肋间隙。

(3)胸腔的切开及检查。

于切口向两侧剥离皮下组织、胸大肌等,暴露前胸部肋骨和肋间肌。若疑有气胸,可于胸壁皮肤切开后,将皮肤提起成袋形,注入少许水,而后于肋间隙穿刺胸廓,如有气胸,则可见气泡从水底冒出。自第2肋骨开始,用软骨刀于肋骨与肋软骨交界处内侧0.5~1cm处切断两则肋软骨,继而于胸锁关节处切断关节囊,并用肋骨剪剪断第1肋骨,然后将肋弓提起,紧贴胸骨及肋软骨后面分离膈肌和纵隔,最后摘除胸骨,暴露胸腔。

检查心和肺的位置、大小、彼此间的关系;胸腔有无积液,肺膜与胸壁有无粘连;纵隔内淋巴结的外观、大小及硬度;剥离胸腺,记录其大小及脂肪化程度。剪开心包,检查并记录心包腔内液体的量和性状。

2. 颈部器官的取出与观察

将死者颈部垫高,剥离颈部皮肤及皮下组织,从而暴露颈部各器官。持手术刀沿下颌骨内侧,从正中分别向左右,将口腔底部肌肉与下颌骨分离,然后手指探入,把舌等器官向下拉出,再切断软腭,这样便可将颈部各器官剖出。

(1)上消化道:观察舌有无舌苔或溃疡;两侧扁桃体是否肿大,其表面有无炎性渗出;食管黏膜有无溃疡、有无静脉曲张。

(2)呼吸道:观察喉头有无水肿或炎性渗出物;气管及支气管内有无内容物或炎性渗出物。

(3)甲状腺:称量重量,测量大小,观察是否对称,是否肿大,有无结节状肿块,切面有无结节,滤泡有无扩大等。

(4)颈部淋巴结:观察淋巴结的大小、数目,有无肿大,是否融合。颈部肿大的淋巴结,除可能是炎症、恶性淋巴瘤外,根据部位,还应考虑转移癌。如锁骨上淋巴结肿大,应考虑胃癌、肺癌转移;颈上部淋巴结肿大,常为鼻咽癌转移。

3. 胸腔器官的取出及观察

继颈部器官剥离后,切断无名动脉及左锁骨下动脉,然后将气管连同心脏、肺一并拉出胸腔,一般可自横膈以上将食管、胸主动脉等切断,取出心脏和肺。若主动脉有病变需保存整个主动脉时,须将心及主动脉与肺分离,待腹腔器官取出后,再将心脏连同主动脉整个摘出。单独取出肺时,可将肺提出胸腔,在胸廓肋软骨断面切缘边上,用解剖刀在肺门处切断主支气管和肺动脉,即可将肺取出。

(1)心脏:尽量原位剖检,如有困难也可取出检查。心脏的剖检一般是在与肺分离之前进行(将心、肺平放在垫板上,左手提起心脏,然后进行剖切)。如估计无主动脉病变及先天性心脏病等时,也可将心与肺分离后进行剖检,即左手提起心脏,将主动脉、肺动脉、肺静脉、上腔静脉、下腔静脉与心脏相连部分分别于其距心最远处切断,取出心脏。疑有肺动脉栓塞者,须在心脏、肺取出之前,将心脏及肺动脉剪开,以观察其腔内有无血栓阻塞(注意:曾做过心脏按压者,血栓质块可被压碎,须保留可疑的碎块做切片检查),并应同时检查下腔静脉及髂静脉等有无血栓存在。

将切取下的心脏置于左手掌,使右心室向上,按血流方向剪开心腔。

右心室剖开法:先从上、下腔静脉入口处直线剖开右心房,再沿右心室右缘剪至心尖部,最后从心尖部距室间隔约1cm处剪开右心室前壁及肺动脉。

左心室剖开法:先从左、右肺静脉口间剪开左心房,再沿左心室左缘剪至心尖部,最后自心尖沿室间隔左缘向上剪开左心室前壁,在肺动脉干与左心耳之间剪开主动脉。

检查并记录心脏的重量、大小,左、右心室肌壁的厚度(一般在两侧切缘的中点测量,肉柱及心外膜下脂肪组织均须除外)。疑有肺心病时,须在距肺动脉瓣游离缘下 2～2.5cm 处测量右心室肌壁厚度。

检查心房和心室有无缺损,各瓣膜有无增厚或赘生物,有无缺损、粘连、缩短等。腱索有无变粗、缩短。测量各瓣口周长。检查心腔有无扩张,心肌有无色泽改变、梗死灶或瘢痕灶等。

检查左、右冠状动脉口有无狭窄或闭塞。冠状动脉的检查一般在心脏固定以后进行,方法是沿左、右冠状动脉走向,每隔 2～3cm 做横切面,观察有无狭窄,有无动脉粥样硬化斑块及血栓。

剖检主动脉:沿长轴、前壁剖开,检查内膜有无动脉粥样硬化斑块或其他变化。

(2)肺:测量肺的大小、重量。检查两肺表面是否有凸出物、凹陷、畸形分叶,肺大泡等。观察各肺叶的颜色,其肺膜有无增厚,有无炎性渗出。用手按扣各部肺组织,有无捻发感,有无实变病灶。剪开肺动脉各大分支,观察腔内有无血栓质块。剪开各叶支气管,观察其管腔有无扩张,有无黏液阻塞或肿块。沿肺长轴自外侧凸缘向肺门做一水平切面,观察肺切面的颜色,有无病灶,轻压有无液体流出等。观察肺门淋巴是否肿大。

4.腹腔器官取出及检查

(1)脾:自脾门处切断血管取出脾,测量其重量和大小,观察包膜是否光滑,有无粘连、增厚、变色、破裂或出血等。膈面向上,沿脾长轴向脾门做数个切面,观察其颜色、性状,是否能看到脾小体,用刀能否刮下脾髓,有无梗死灶等。

(2)肠及肠系膜:先检查肠的位置、颜色,有无梗死、肠疝、扭曲、套叠。将大网膜及横结肠向上推开,在空肠与十二指肠交界处,切断空肠。继以左手提空肠,右手持刀沿肠系膜附着处分离小肠与肠系膜,再将大肠与腹膜后软组织分离至乙状结肠与直肠交界处,即可切断肠管。然后沿肠系膜附着线及结肠带剪开肠管,查看肠腔有无狭窄、扩张,内容物的性状,有无寄生虫存在,肠壁的厚薄,浆膜、黏膜的颜色、性状,黏膜面有无炎性渗出、溃疡或息肉,测量阑尾长度,并做横断面检查。

(3)肝、胆、胰、胃、十二指肠:剪断肝膈面各韧带,分离肝与膈肌及腹壁的联系,在下腔静脉处切断门静脉。在横膈下切断胃贲门,并分离胰及十二指肠与腹膜后的软组织,自下而上剪断肠系膜根部及肠系膜上动静脉和腹腔动脉,一并取出肝、胆、胰、胃和十二指肠。

1)胃、十二指肠:沿十二指肠前壁经幽门部,再沿胃大弯剖开胃及十二指肠。检查胃肠内容物的性状及肠管的宽度,胃是否有扩张,黏膜的色泽,皱襞的状态,有无出血、糜烂、溃疡、穿孔及肿块。

2)胆囊及胆管:挤压胆囊,观察十二指肠黏膜乳头处有无胆汁流出,检查胆道是否通畅。剖开胆囊,观察其大小,囊壁是否增厚、黏膜面有无息肉,腔内有无结石、寄生虫及异常内容物等。检查胆总管管壁是否增厚,管腔有无扩张或阻塞,有无结石,寄生虫或肿物。

3)肝:切断肝十二指肠韧带和肝胃韧带,分离肝与胃、十二指肠。测量肝的大小,观察其表面是否光滑,以及色泽、质地。剪开左、右肝管,观察管壁有无增厚,管腔有无扩张、结石或肿块;剪开门静脉各大分支,检查有无血栓。在肝膈面沿长轴向肝门做多个切面,观察切面颜色、质地,小叶结构纹理是否清楚,切缘是否外翻,有无结节或肿块等。

4)胰:称重,测体积。记录表面、切面的颜色、性状,胰管大小,有无出血、坏死、肿块等。

(4)肾与肾上腺:剪开两侧腰部腹膜,剥离肾上极脂肪组织,分离出左、右肾上腺。将肾上腺称重,查看表面及切面的颜色,皮、髓质结构是否清晰,有无出血、肿瘤等。

切开两侧腰部腹膜,剥离肾周脂肪组织,取出肾。测量双肾大小、重量。以左掌握肾,使外侧面朝上,由上向下切向肾门,做最大切面,观察肾纤维膜是否易于剥离,肾表面有无瘢痕和颗粒,切面皮质有无增宽或变窄。剪开肾盂、输尿管,观察管腔有无扩张或狭窄,其黏膜有无病变。

5.盆腔器官的检查

剥离盆腔周围的软组织,将膀胱、直肠、前列腺(或卵巢、输卵管、子宫)等自下端离断,取出。

(1)膀胱:从膀胱底部开始,自膀胱前面纵直剪开,查看尿液含量及性状,腔内有无结石、异物,黏膜有无溃疡、出血、肿物等。

(2)男性生殖器:测量前列腺大小及重量,检查其外形,查看阴囊有无肿大。扩大腹股沟管内口,手提精索,拉出睾丸。检查睾丸大小,鞘膜的厚度,睾丸及附睾的质地,有无病灶及肿块等。

(3)女性生殖器:测量子宫体、子宫颈的长度及子宫的体积。沿阴道壁正中线依次剪开阴道、子宫体至子宫底部,再转向两侧剪开子宫角,检查子宫内膜和肌层,测量内膜和子宫壁的厚度,有无增生、胎盘或肿瘤。查看两侧输卵管是否对称,测量其长度与管径,检查其管腔有无狭窄或扩张。检查卵巢大小、质地,其表面和剖面的性状,有无肿瘤。

6.颅腔内脏器的检查

自一侧乳突上方约1cm处经颅顶至另一侧乳突切开头皮,将皮瓣分别向枕部及额部剥离并翻转。沿锯线(于额部平行于眶上缘,并距该缘1~2cm向两侧延长,经颞肌向后会合于枕骨粗隆处的线段)锯开颅骨,移去颅骨。剪开硬脑膜,自大脑镰前端剪断,剥离硬脑膜。以左手四指插入额叶与额骨之间,将额叶向后上方拨开,切断脑神经、颈内动脉、脑垂体蒂。继而向两侧剪开小脑幕,再切断其余的脑神经分支及椎动脉、椎静脉,最后于刀所能及的最下端切断脊髓,取出脑。由蝶鞍取出脑垂体。

测量脑的重量,观察软脑膜血管有无充血,蛛网膜下腔有无出血或脓液,两侧大脑半球是否对称,脑回有无变扁平或变窄,脑沟有无变浅或变宽,小脑扁桃体、海马沟回及扣带回有无压迹,脑底动脉有无粥样硬化等。

大脑:一般是在标本经福尔马林溶液固定数天后进行切开。经脑岛做水平切面或从额叶到枕叶将大脑以 1cm 间隔做连续冠状切面观察。

小脑和第四脑室:将小脑与脑干做连续横切面,或经小脑蚓部做矢状切面观察。

脑干:沿中脑、脑桥、延髓做多数横切面观察。

将脑各部位切开后,观察各切面有无出血、软化灶及肿块,各脑室有无扩张等。

7. 脊髓的取出与检查

自颅底至骶椎沿后正中线切开皮肤,剥离棘突与椎板的骨膜、软组织等,用脊柱锯靠近棘突两旁向下垂直锯开椎弓,钳取下棘突与椎板后切断脊神经根,取出脊髓,检查有无压迫、外伤或肿瘤等。

8. 骨髓的取出与检查

取骨片用于骨髓检查。骨片可取自椎骨的椎体前部、胸骨柄、肋骨的软硬骨交界处以及髂嵴等处。若疑有白血病或骨转移性肿瘤,还应检查长管状骨,最常检查的为股骨。

四、尸检病理诊断

病理诊断是尸检的目的。尸检后应根据肉眼观察所见做出初步病理诊断报告,待组织学检查及相关检查完成以后再做出正式尸检报告。

书写病理诊断时需注意以下事项:

(1)病理诊断应采用病理学术语,如"肺出血""肝硬化"等,不要用描述性词句。一般也不用临床术语。

(2)找出主要病变和次要病变、原发病变和继发病变,以此将诊断加以排列,确定主要疾病,主要疾病所致的并发症及伴同疾病。主要疾病是指直接导致死亡或通过其并发症致死的疾病,伴同疾病指与主要疾病无联系的疾病。病理诊断应先写出主要疾病,继而是主要疾病的并发症,最后是伴同疾病,这样既可反映死亡原因,又能反映发病机制及病理过程。

五、死因分析

解剖者在完成病理诊断之后,应就主要疾病的发展过程,各种病变相互关系,死亡原因等做全面分析与讨论,重点在于死亡原因的分析。

1. 死因

死因包括导致死亡的疾病、损伤与中毒等。死因应是疾病分类学中和病理学中具体疾病的名称,如胃癌、肝硬化等。疾病的症状或症候群(如肾功能衰竭或高血压)不宜作为死因,因为它们可能由不同原因所致。还有一些病变,如腹膜炎、血栓形成、出血等,也不宜作为死因,因为这些病变是自然性疾病、中毒或外伤导致的结果。

死因可进一步分为三种:主要死因、直接死因和辅位死因。主要死因对死亡负主要责任(为主要疾病);直接死因是主要死因的致死性并发症;辅位死因为在死亡过程中起辅助、促进作用的独立过程,而且是与前者无联系的疾病或病变(伴同疾病)。例如,主要死因为动脉粥样硬化症,直接死因为腹主动脉瘤形成伴破裂出血,若同时患有嗜铬细胞瘤,后者在加速死亡中可能有一定作用,可视为辅位死因。

2. 死亡机制

死亡机制是死因所产生不适于生命活动的生理或生化性障碍。所有死亡机制都是心、肺、脑三个生命器官功能的终止,死亡机制虽多种多样,但实际上死亡都是通过氧循环障碍而完成的,并可将氧循环障碍视为死亡的最终机制。

若将死亡机制,如心、肝、肾功能衰竭、休克等或最终死亡机制(氧循环障碍)当作死因,就会出现许多不同原因导致的死亡都是相同的死因或所有死亡只有一个死因。那么鉴定死因就毫无意义,这显然是不正确的。

六、临床病理讨论会

临床病理讨论会(Clinical Pathological Conference,CPC)是临床医师和病理医师一起对死亡病例的诊断和治疗过程中存在的一系列问题进行的讨论和分析。一般先由主治医师报告病例的基本信息和临床诊治经过,然后由病理医师报告尸检所见及病理诊断,与会者根据临床和病理资料进行广泛地讨论与分析。CPC 是检查医疗质量,提高医疗技术水平的好形式。对医学生来讲,CPC 也是学习病理学知识的重要途径之一。

(莫立平)

附录2 正常人体器官的重量及大小

器官	重量(g)	大小/长度(cm)		
心	男:250~270 女:240~260	厚度	左、右心房壁:0.1~0.2	
			左心室壁:0.8~1.0	
			右心室壁:0.2~0.3	
		周径	三尖瓣:11	
			肺动脉瓣:8.5	
			二尖瓣:10	
			主动脉瓣:7.5	
肺动脉	—	周径	(心脏上部)8	
主动脉	—	周径	升主动脉:7.4	
			降主动脉:4.5~6	
			腹主动脉:3.5~4.5	
肺	左侧:325~480 右侧:360~570 双侧:685~1050	—		
肝	1300~1500	长×宽×高:(25~30)×(19~21)×(6~9)		
		左叶长×宽:(8~10)×(15~16)		
		右叶长×宽:(18~20)×(20~22)		
脾	140~180	(12~14)×(8~9)×(3~4)		
胰腺	90~120	18×4.5×3.8		
胃肠道	—	长度	食管(环状软骨至贲门):25	
			胃(胃底至胃大弯下端):25~30	
			十二指肠:30	
			小肠:550~650	
			大肠:150~170	
肾	(一侧)120~140	(11~12)×(5~6)×(3~4)		
		皮质厚度:0.5		
肾上腺	(一侧)5~6	(4~5)×(2.5~3.5)×0.5		
睾丸	(带附睾)20~27	(4~5)×(2.0~2.7)×(2.5~3.5)		

续表

器官	重量(g)	大小/长度(cm)	
前列腺	(20~30岁)15 (51~60岁)20 (70~80岁)30~40	(1.4~2.3)×(2.3~3.4)×(3.2~4.7) 一般2.7×3.6×1.9	
卵巢	(一侧)5~7	育龄期:(4.1~5.2)×(2~2.7)×(1~1.1) 更年期后:(2.7~4.1)×1.5×0.8	
子宫	(少女)33~41 (妊娠后)102~117	少女:(7.8~8.1)×(3.4~4.5)×(1.8~2.7) 妊娠后:(8.7~9.4)×(5.4~6.1)×(3.2~3.6)	
脑	(包括蛛网膜和软脑膜) 男:1300~1500 女:1100~1300	矢状径	男:16~17 女:15~16
		垂直径	12~13
脊髓	25~27	长度	40~50
		左右径	颈髓(膨大部):1.3~1.4 胸髓:1 腰髓(膨大部):1.2
垂体	(10~20岁)0.56 (20~70岁)0.61 (妊娠)0.84~1.06	2.1×1.4×0.5	
甲状腺	30~70 (正常不超过40)	(5~7)×(3~4)×(1.5~2.5)	
胸腺	(新生儿)13.26 (1~5岁)22.98 (11~15岁)37.52 (21~25岁)24.73 (36~45岁)16.27 (46~55岁)12.85 (66~75岁)6	—	

(莫立平)

参考文献

［1］步宏,李一雷. 病理学［M］. 9 版. 北京:人民卫生出版社,2018.

［2］陈杰,周桥. 病理学［M］. 3 版. 北京:人民卫生出版社,2018.

［3］KUMAR V, ABBAS A K, ASTER J C. Robbins basic pathology［M］. 10th ed. Philadephia:Elsevier, 2017.

［4］纪小龙. 尸体剖检规范［M］. 北京:人民军医出版社,2002.

［5］苏敏,魏西秦. 病理学［M］. 西安:陕西科学技术出版社,1995.